ENFERMEDADES
del
HÍGADO:
tratamiento
y dieta

JORGE SINTES PROS

ENFERMEDADES
del
HÍGADO:
TRATAMIENTO
y DIETA

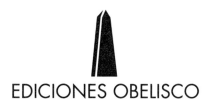

EDICIONES OBELISCO

Si este libro le ha interesado y desea que le mantengamos informado
de nuestras publicaciones, escríbanos indicándonos qué temas son de su interés
(Astrología, Autoayuda, Ciencias Ocultas, Artes Marciales, Naturismo,
Espiritualidad, Tradición...) y gustosamente le complaceremos.

Puede consultar nuestro catálogo en www.edicionesobelisco.com

*Los editores no han comprobado la eficacia ni el resultado de las recetas, productos, fórmulas
técnicas, ejercicios o similares contenidos en este libro. Instan a los lectores a consultar al
médico o especialista de la salud ante cualquier duda que surja. No asumen, por lo tanto,
responsabilidad alguna en cuanto a su utilización ni realizan asesoramiento al respecto.*

Colección Salud y Vida natural
ENFERMEDADES DEL HÍGADO: TRATAMIENTO Y DIETA
Jorge Sintes Pros

1.ª edición: septiembre de 2015

Maquetación: *Montse Martín*
Corrección: *Sara Moreno*
Diseño de cubierta: *Marta Rovira*, sobre una ilustración de Fotolia

© Jorge Sintes
(Reservados todos los derechos)
© 2015, Ediciones Obelisco S. L.
(Reservados los derechos para la presente edición)

Edita: Ediciones Obelisco S. L.
Pere IV, 78 (Edif. Pedro IV) 3.ª planta 5.ª puerta
08005 Barcelona - España
Tel. 93 309 85 25 - Fax 93 309 85 23
E-mail: info@edicionesobelisco.com

ISBN: 978-84-9111-011-8
Depósito Legal: B-17.330-2015

Printed in Spain

Impreso en España en los talleres gráficos de Romanyà/Valls, S.A.
Verdaguer, 1 - 08786 Capellades (Barcelona)

INTRODUCCIÓN

Como todos los órganos esenciales para la vida del cuerpo, el hígado es muy resistente y es difícil que enferme. Sin embargo, los continuos desarreglos digestivos, que dan lugar a la formación de productos tóxicos, irritan, congestionan y degeneran los tejidos de este órgano que debe retener esos productos para expulsarlos por la bilis.

Los errores habituales en la alimentación usual, sobre todo en los países más desarrollados, y que de tantas alteraciones de la salud constituyen la causa determinante o al menos predisponente, pueden ser cuantitativos (por exceso o por defecto) y cualitativos (alimentos inadecuados).

Los trastornos orgánicos debidos a la insuficiencia alimentaria son –por lo menos en el mundo desarrollado– excepcionales. En cambio, el caso contrario, el exceso de alimentación es –pudiéramos decir– casi general. La mayoría de las personas comen mucho más de lo que realmente necesitan. Por ello, la sobriedad no será nunca bastante ponderada.

Por lo que se refiere a la calidad de los alimentos, podríamos llenar páginas y páginas y no agotaríamos el tema. Los manjares que integran las comidas de los que «comen bien», de los que no se privan de nada, son del todo inadecuados para la especie humana, y por tanto son necesariamente perjudiciales. Carnes, pescados, mariscos, embutidos, conservas, bebidas alcohólicas, etc., son fuentes de productos tóxicos que irritan, congestionan y degeneran los tejidos.

Los tan frecuentes errores en la alimentación usual son causa de numerosísimos estados morbosos. Muchísimas afecciones hepáticas son secuela inevitable del régimen alimenticio inadecuado, al forzar los mecanismos de neutralización de los residuos tóxicos (misión que ha de cumplir principalmente el hígado).

La alimentación usual rutinaria no es adecuada para ningún enfermo del hígado. La alimentación sana y racional, el régimen alimenticio adecuado, es tal vez la parte más importante y fundamental para lograr la curación.

El *estreñimiento,* por una parte, y el *alcohol,* por otra, son los dos principales enemigos del hígado. En todo tratamiento de cualquier afección hepática, lo primero es combatir el estreñimiento, si lo hay, y suprimir totalmente las bebidas alcohólicas. Con buenas digestiones, no hay enfermedad del hígado ni de la vesícula biliar.

La medicina natural cuenta con armas muy poderosas para combatir las enfermedades del hígado, la principal de las cuales es el régimen alimenticio adecuado. De éste nos ocupamos en el presente trabajo destinado a orientar a los enfermos que desean realmente curarse, brindándoles los conocimientos indispensables para seguir un régimen apropiado y buen número de recetas culinarias para facilitarles este cometido.

El médico es en definitiva quien con su competencia y autoridad ha de hacer el exacto diagnóstico y establecer el tratamiento adecuado para cada caso particular. Pero el enfermo puede contribuir decisivamente a su propia curación, si por su parte colabora siguiendo exactamente el tratamiento que le ha sido impuesto, particularmente por lo que al régimen alimenticio, tan importante aquí, se refiere. Un enfermo bien informado de las particularidades de su dolencia –sobre todo en las afecciones hepáticas– y bien convencido de la necesidad de seguir un régimen estricto, facilita enormemente, en su propio y exclusivo beneficio, la imprescindible dirección del médico y se convierte en su mejor y más interesado colaborador.

EL HÍGADO

El hígado es una glándula situada en la cavidad abdominal; está unida, mediante un conducto excretor, a la primera porción del intestino delgado, el duodeno. La secreción producida se vierte en la luz del tubo digestivo, donde contribuye a la digestión de las sustancias alimenticias.

El hígado está situado en la parte más alta de la cavidad abdominal; ocupa casi completamente el *hipocondrio derecho* y una parte del *epigastrio* y del *hipocondrio izquierdo*. Es de color rojo-marrón, con un peso de unos 1500 gramos; tiene forma ovoidal y presenta tres caras: superior, inferior y posterior, y una circunferencia.

La *cara superior* mira hacia arriba y está en contacto con el diafragma.

La *cara inferior* mira hacia abajo, hacia atrás y un poco a la izquierda y está atravesada en el centro por dos surcos sagitales y uno más amplio, transversal (de modo que forman una H), que dividen la superficie en cuatro lóbulos.

De los surcos que acabamos de describir, el transversal está especialmente acentuado y toma el nombre de *hilio;* a través de él pasan los vasos y los nervios, y sale, junto con los linfáticos, el conducto hepático. Los lóbulos delimitados por los surcos se dividen en dos externos, *lóbulo derecho* y *lóbulo izquierdo*, y dos centrales, *lóbulo cuadrado* y *lóbulo caudado de Spiegel*.

Sobre la superficie inferior de estos lóbulos se encuentran numerosas *huellas* formadas por los órganos sobre los que se apoya el hígado;

la *huella cólica,* la *huella renal* y la *duodenal* sobre el lóbulo derecho; la *huella gástrica* y la *esplénica* (debida al bazo), en el lóbulo izquierdo.

La *cara posterior* se muestra ligeramente incurvada para poder albergar en su concavidad la columna vertebral.

La *circunferencia* corresponde al borde que, anteriormente, separa la cara superior de la inferior y, por detrás, la cara posterior de la inferior.

El hígado, órgano voluminoso, parece suspendido en la cavidad abdominal gracias a la presencia de algunos ligamentos que lo unen a los órganos y tejidos vecinos. Éstos son:

- El *ligamento falciforme,* así llamado porque tiene una forma similar a una hoz, está tendido desde la cara superior del hígado a la superficie del diafragma;
- el *epiplón menor,* que sale del hilio del hígado para alcanzar la curvatura menor del estómago;
- el *ligamento coronario,* dispuesto transversalmente, une la cara posterior del hígado a la pared posterior del abdomen; los extremos derecho e izquierdo de este último ligamento toman el nombre de *ligamentos triangulares;* finalmente, el *ligamento dorsal* está orientado verticalmente, uniendo el punto medio de la cara posterior del hígado a la pared posterior del abdomen.

Estos ligamentos están en comunicación directa con la *serosa peritoneal* (peritoneo) que envuelve el hígado casi por completo; en realidad, de la superficie de este órgano, el peritoneo se refleja sobre los tejidos y sobre los órganos próximos, formando los ligamentos que acabamos de describir.

La estructura

El hígado está envuelto por una *cápsula conjuntiva.* Ésta, a nivel del hilio, se adentra en el tejido hepático, descomponiéndolo en muchos *lobulillos* de forma piramidal, de 1-2 cm, aproximadamente, de ancho.

Cada uno de estos lobulillos está atravesado por una vena central, la *vena centrolobulillar;* alrededor de ésta se disponen las células hepáticas, ordenadas en *capas,* que se irradian desde la periferia hacia el centro.

Entre las capas corren los capilares sanguíneos que convergen, también radialmente, hacia la vena centrolobulillar. Los *capilares biliares,* destinados a transportar la bilis segregada por las células hepáticas, están también dispuestos en estrella alrededor de la vena centrolobulillar, pero no se entrecruzan nunca con los capilares sanguíneos, porque estos últimos corren a lo largo de los bordes de las células, y los biliares, por el contrario, están formados por las concavidades de las superficies de contacto entre una célula y la otra. De este modo, la sangre puede confluir libremente desde la periferia hacia la vena centrolobulillar, y la bilis, por el contrario, con dirección inversa, puede fluir desde el centro hacia los espacios que rodean el lobulillo hepático *(espacios perilobulillares o de Kiernan).*

Las células hepáticas tienen forma poligonal, poseen un citoplasma rico en gránulos y se caracterizan por un funcionamiento intenso. En la pared de los capilares sanguíneos se encuentran las *células de Kupffer,* de naturaleza conjuntiva (de tipo histiocitario), en forma de estrella.

Circulación de la sangre y de la bilis en el hígado

A través del hilio penetran la gruesa *vena porta,* que transporta los materiales absorbidos por el intestino, y la *arteria hepática.* Dichos vasos, subdividiéndose en vasos cada vez más pequeños, se insinúan en el parénquima hepático entre lobulillo y lobulillo, formando redes *interlobulillares* y luego redes *perilobulillares,* las cuales, finalmente, se adentran en el lobulillo, constituyendo una fina red de capilares que entran en íntimo contacto con las células hepáticas.

La sangre confluye luego en la vena centrolobulillar y, tras haber pasado por vasos de mayor calibre, se vierte en el exterior del hígado, a nivel de la *vena cava inferior.* Las vías de distribución de la bilis en el parénquima hepático son idénticas a las descritas de la sangre, pero presentan una dirección contraria.

Los *capilares biliares intralobulillares,* que recogen la bilis proporcionada por las células hepáticas, se irradian desde el centro hacia la periferia del lobulillo; luego se reúnen en *conductos biliares perilobulillares,* después en *conductos interlobulillares* y por último, en un *conducto hepático* único, que sale del hígado a través del hilio.

El aparato excretor del hígado

El *conducto hepático,* a los pocos centímetros de recorrido fuera del hilio, desemboca en el conducto cístico, procedente de la vesícula, con el cual forma el conducto colédoco. Este último llega al duodeno y se abre en la *ampolla de Vater,* que recoge también la desembocadura del *conducto pancreático de Wirsung,* el cual lleva al intestino el jugo pancreático.

La *vesícula,* como ya sabemos, es una vejiguita con capacidad de 50-60 cc que actúa de depósito para la bilis. Su pared está provista de una *mucosa* interna y una *túnica fibromuscular* externa.

La mucosa presenta una superficie interrumpida por pliegues que se entrecruzan, delimitando pequeñas superficies *(aréolas);* la túnica fibromuscular está formada por una capa conjuntiva que recubre un plexo de fibras musculares. El conducto cístico presenta dilataciones alternando con estrechamientos, dispuesto de tal modo que le dan un aspecto de espiral.

LAS FUNCIONES DEL HÍGADO

Múltiples y esenciales son las funciones desempeñadas por el hígado en el organismo: su perfecto funcionamiento es, indudablemente, la condición indispensable para un armónico equilibrio físico.

La función desempeñada por el hígado en la digestión de los alimentos está ligada, como ya se ha visto, a la formación de la bilis, ese líquido verdoso que, al verterse en el duodeno en el momento oportuno, determina la fina subdivisión (emulsión) de las grasas.

El hígado como «laboratorio químico»

Pero aquélla no es la primera ni, ciertamente, la más importante de las funciones que esta voluminosa glándula desarrolla normalmente; casi todos los productos de la digestión son enviados a ella a través de la vena porta, para sufrir las transformaciones químicas necesarias, a fin de que puedan ser utilizados por el organismo. Gracias a una localización particularmente «acertada», el hígado está en condiciones de actuar como un *filtro* de todos los productos ingeridos y contribuye así en gran medida a desintoxicar el cuerpo de eventuales sustancias tóxicas, eliminándolas y alejándolas directamente mediante un especial proceso químico.

El hígado puede definirse, con razón, como el principal laboratorio químico de nuestro cuerpo, si se piensa que en él se realizan a la inversa todas las operaciones que han llevado a la demolición de los diversos componentes de las comidas. Al mismo tiempo, en virtud de apropiadas transformaciones de los productos últimos de la digestión, establece una vía de correlación y de intercambio entre las tres principales categorías de alimentos, esto es, las proteínas, las grasas y los carbohidratos (o glúcidos).

Para que puedan ser debidamente digeridas y absorbidas las gruesas moléculas que componen estas sustancias, deben partirse gradualmente en moléculas cada vez más pequeñas, hasta llegar a las unidades elementales (comparables, en cierto modo, a los ladrillos con los que se construyen las casas), las únicas susceptibles de atravesar la membrana de las células intestinales y llegar así al hígado.

Una vez en este gran laboratorio, los «ladrillos» vuelven a cementarse unos con otros hasta reconstruir moléculas complejas *enteramente semejantes* a las que habían sido ingeridas.

Al llegar aquí cabe preguntar por qué el organismo se somete a un trabajo tan pesado como el de escindir las mismas sustancias que luego tiene que reconstruir; todo quedaría simplificado si hubiese elaborado un sistema por el cual las comidas, tras haber sido masticadas y preparadas en el intestino, pudieran pasar directamente a la sangre, para ser distribuidas a los tejidos a través de la circulación general. Esta idea podría parecer justa y racional si no se añadiera en seguida que las proteínas, las grasas y los carbohidratos que el hígado reconstruye, o mejor, sintetiza de nuevo, son semejantes a los ingeridos, pero no completamente iguales. El hígado une y modela los ladrillos de modo que compongan estructuras que se adapten perfectamente a las que constituyen el organismo, o sea, de modo que formen moléculas altamente específicas que no puedan ser confundidas con otras de distinta procedencia. En efecto, si intentamos acortar la vía normal e introducimos directamente en la sangre proteínas, podremos observar que no sólo estas sustancias no son absorbidas, sino que producen las reacciones denominadas *alérgicas,* tanto más alarmantes cuanto mayor es la cantidad de sustancias introducidas. Este mecanismo forma parte en el más amplio sentido de la *defensa* del organismo, dado que impide que materiales extraños (entre los cuales están comprendidos también los microbios y los virus) puedan llegar a la sangre sin ser reconocidos como sustancias pertenecientes al organismo, y puedan, en consecuencia, llevar a cabo, sin estorbos, eventuales acciones perniciosas.

El hígado como «almacén de reserva»

Es menester recordar, además, otra importantísima función desempeñada por el hígado: la de servir de almacén de todos los «productos acabados», con objeto de que el organismo pueda siempre obtenerlos en los momentos de necesidad.

Así, en las moléculas hepáticas se acumulan las preciosas proteínas, las grasas y, sobre todo, el llamado almidón animal o *glicógeno,* sustancia que se deriva de la condensación de varias moléculas de glucosa (por condensación se entiende la unión de varias moléculas de glucosa con eliminación de otras tantas moléculas de agua); en el hígado se almacenan, asimismo, las *vitaminas,* que como todos saben, sólo se introducen con los alimentos, porque el organismo humano no sabe sintetizarlas, y que son indispensables para que tengan lugar las reacciones químicas que mantienen vivo el organismo.

La formación y la función del glicógeno

Vamos ahora a enfocar nuestra atención sobre cada una de las etapas que llevan a la formación del glicógeno, que representa la primera fuente de energía que el organismo tiene a su disposición.

El glicógeno es un polisacárido (es decir, un compuesto de naturaleza azucarada, con una estructura molecular bastante compleja) y, como tal, se origina de los carbohidratos (llamados también glúcidos) que componen las sustancias alimenticias. Estos últimos están principalmente representados por el *almidón,* y por azúcares más sencillos, como la *lactosa* (presente en la leche) y la *sacarosa* (el azúcar que normalmente se usa para endulzar).

El resultado de la digestión y de la absorción intestinal es, en definitiva, el de hacer llegar al hígado las unidades más simples, los *monosacáridos,* entre los cuales los más importantes son la *glucosa,* la *galactosa* y la *fructosa.*

Para que todos los monosacáridos puedan convertirse en glicógeno, es necesario, en primer lugar, que se transformen previamente en glucosa; esta primera etapa en la utilización de los glúcidos es particularmente importante, porque *solamente las moléculas de glucosa* pueden encadenarse para formar el polisacárido de reserva, y representan también la forma a través de la cual los glúcidos son transportados en la sangre.

La glucosa es, en efecto, uno de los constitutivos esenciales de la sangre y está presente normalmente en la cantidad de un gramo aproximadamente por litro. La concentración de glucosa en la sangre (denominada *glicemia*) debe mantenerse siempre en los mismos valores; si desciende o aumenta más allá de un límite dado, sobrevienen graves perturbaciones que, incluso, pueden ocasionar la muerte.

El organismo, sin embargo, está normalmente en condiciones de poner en práctica planes de urgencia que pueden restablecer la situación primitiva. Si, por diferentes motivos, la glucosa disminuye, el equilibrio queda restaurado en gran parte acudiendo a la provisión de glicógeno almacenado en el hígado, el cual se transforma rápidamente en glucosa, que entra en la sangre. Si, por el contrario, la glucosa de la sangre aumenta por encima de los límites normales, entra en juego un mecanismo en virtud del cual la cantidad excedente es condensada por el hígado en glicógeno, y luego retenida como valiosa reserva.

Aunque en realidad el ciclo es más complicado, e intervienen otros mecanismos para regular la función de los glúcidos, la conversión glucosa-glicógeno y viceversa es el gozne sobre el que gira la utilización de estos compuestos, y, por consiguiente, la vía a través de la cual la «energía» es, según los casos, almacenada o empleada.

Una vez que todos los monosacáridos han sido transformados en glucosa, empieza en el hígado el proceso de *policondensación* que convertirá a la glucosa en glicógeno.

Las transformaciones con que se enfrenta la glucosa

El hígado puede considerarse como el «laboratorio químico» del organismo; en él tienen lugar complejos y laboriosos procesos que permiten la utilización de las sustancias alimenticias.

La primera reacción con que se enfrenta la glucosa es la de la *fosforilización;* a la molécula de glucosa se une una de fosfato, por obra de una enzima especial y de un «donante de fosfatos», el ácido *adenosintrifosfórico* (ATP). Este ácido presenta en su molécula tres unidades de fosfato y está en condiciones de privarse de una de las tres y donarla –con ayuda de determinada enzima– a otro compuesto (en este caso la glucosa) que se enriquece así con el precioso fosfato.

Pero, en el caso de la glucosa, la fosforilización se acompaña también de otro fenómeno que, si bien está determinado por el primero y le sigue, no es de naturaleza química, sino física. Se trata de la llamada *captación endocelular de la glucosa,* la cual se encuentra en perfectas condiciones de penetrar en las células; pero una vez que se ha unido al fósforo, ya no puede difundirse y permanece así, localizada en el interior de la célula. Se comprende la importancia que puede revestir este mecanismo si se piensa que sólo en la célula existen los sistemas enzimáticos aptos para utilizar la glucosa como combustible inmediato o bien para ponerlo en reserva, transformándolo en glicógeno.

Sea como sea, la glucosa unida al fósforo, o más precisamente, la glucosa-6-fosfato (ya que la molécula de fosfato está unida al átomo de carbono 6), representa la forma base, la única que puede sufrir las transformaciones ulteriores. Al llegar a este punto, la molécula se encuentra ante dos caminos distintos: puede ser destruida, liberando cierta cantidad de energía que se gasta en las necesidades y las actividades del cuerpo, o bien puede ser oportunamente convertida en glicógeno.

Este último camino no es demasiado largo de recorrer. Ante todo, es necesario que la glucosa-6-fosfato sufra una transformación especial, en el sentido de que la molécula de fosfato abandona al carbono 6, al que estaba unida, y emigra al carbono 1. Este complicado desplazamiento interno tiene lugar mediante la intervención de una enzima especial: de este modo, la glucosa-6-fosfato se transforma en glucosa-1-fosfato. Así hemos llegado a la fase final del proceso de síntesis: las moléculas de glucosa-1-fosfato, por intervención de una enzima específica, se unen las unas a las otras y se condensan en glicógeno.

El glicógeno

Durante la última reacción se desprenden las diversas moléculas de fosfato y así, el polímero que resulta de ello, el glicógeno, queda constituido por centenares de moléculas de glucosa unidas estrechamente las unas a las otras para formar largas cadenas, con numerosas ramificaciones.

El glicógeno desempeña magníficamente sus funciones de sustancia de reserva; en caso de necesidad, la gruesa molécula se fija en la periferia, mediante una enzima, y las unidades de glucosa se separan una a una, sufriendo, al mismo tiempo, un proceso de fosforilización, de modo que se obtenga de nuevo glucosa-6-fosfato, ya listo para ser utilizado desde el punto de vista energético. Así, pues, para el organismo, el glicógeno es una auténtica mina de combustible, siempre dispuesto para ser extraído y quemado.

Pero esta sustancia de reserva no se forma sólo en el hígado, ya que está presente en todas las células del cuerpo.

No obstante, ha elegido como depósitos propios principalmente el hígado y el músculo. Y es en este último tejido donde se consume normalmente, porque la contracción muscular se efectúa precisamente a expensas de la oxidación de la glucosa. Ahora bien, contrariamente a lo que se podría pensar, la concentración de glicógeno muscular debe mantenerse siempre más o menos al mismo nivel. Cada vez que la reserva del músculo disminuye, entra en juego un mecanismo mediante el cual el glicógeno del hígado es transformado y convertido en glucosa, que, al llegar al músculo a través de la sangre, se transforma de nuevo en glicógeno. Ocurre esto porque el hígado, al no tener necesidad de gastar tanta energía como consumen los músculos durante la actividad física, puede quedarse escaso de combustible sin sufrir y, además, por tener un laboratorio químico mucho más «equipado» que el de los músculos puede sintetizar glucosa de otras fuentes y satisfacer así sus propias necesidades.

La actividad hepática sobre las grasas

Tratemos ahora de esbozar la actividad desarrollada por el hígado en relación con las grasas.

En la absorción de las grasas por el organismo, los triglicéridos se desdoblan en sus constituyentes: la glicerina y los ácidos grasos, a nivel de la célula epitelial del intestino.

Esta reacción de desdoblamiento, o más precisamente, de *hidrólisis,* se repite, por lo que respecta a las moléculas de las grasas, todas las veces que éstas tienen que pasar a través de una membrana celular. Sin embargo, a menudo, como también es el caso de la célula epitelial del intestino, en el mismo momento en que abandonan la célula se produce la reconstitución o resíntesis de los triglicéridos, a partir de sus constituyentes.

Pero los triglicéridos tienen el grave defecto de ser insolubles en los líquidos del organismo y, por lo tanto, deben ser transportados en forma de pequeñas esférulas, los llamados *quilomicrones,* constituidos por un núcleo central de naturaleza proteínica, a cuyo alrededor se disponen las moléculas de grasa.

Se ha visto que sólo el 40 por 100, aproximadamente, de las grasas así transformadas se traslada directamente al hígado mediante la vena porta; el resto se vierte en el sistema linfático y, a través de él, en la corriente sanguínea.

Los caminos que siguen los triglicéridos. Los triglicéridos pueden dirigirse hacia tres objetivos distintos.

El primero está representado por el conjunto de las células adiposas repartidas por todo el cuerpo; una vez que han entrado en contacto con dichas células, los triglicéridos deben someterse a la descomposición hidrolítica, necesaria para llegar al interior de ellas, pero una vez superada la barrera representada por la membrana, se sintetizan y almacenan como tales en el interior de la propia célula, para constituir un precioso depósito de combustible de alto rendimiento, que sólo se usará en caso de emergencia.

El segundo objetivo está constituido por las células de aquellos tejidos que realizan un trabajo especialmente duro (por ejemplo, el tejido muscular) y que consumen, por lo tanto, mucha energía; en estas células no se produce la síntesis de los triglicéridos, sino que sus productos de desdoblamiento, la glicerina y los ácidos grasos, son quemados y utilizados inmediatamente.

Finalmente, el tercer objetivo está constituido por el hígado y, en cierto modo, los triglicéridos se suman a los quilomicrones que habían llegado a él directamente del intestino; las células del hígado están en condiciones de someter las grasas a dos destinos diferentes: pueden quemarlas directamente, utilizando así la energía que se libera para satisfacer sus necesidades, o bien pueden introducirlas de nuevo en el torrente sanguíneo. Para satisfacer esta última exigencia, se pone en marcha un nuevo mecanismo, que entra en las funciones realizadas por el hígado: la de unir cada molécula de triglicérido a una molécula de albúmina, que hace de vehículo y que permite el transporte de las grasas a la sangre.

A estos complejos lipoproteínicos se les abrirán, a su vez, dos caminos: ser quemados por las células «trabajadoras», o ser captados por células adiposas y transformados en depósitos de grasa.

La actividad hepática sobre las proteínas

La función específica ejercida por el hígado sobre las proteínas es, esencialmente, la de sintetizar, a partir de los aminoácidos de la dieta, proteínas que sirvan como «vehículos» para el transporte de lípidos, hormonas y otras sustancias.

Además, estas proteínas entran a formar parte de la constitución normal de la sangre, para colaborar en la producción de una presión, llamada presión *oncótica,* que influye sobre el intercambio de líquidos entre la sangre y los tejidos.

El hígado como regulador de la cantidad de sangre circulante

La totalidad de la sangre no está circulando continuamente. Hay una parte de ella que, al estar el cuerpo en completo reposo, se halla remansada en lo que llamamos órganos de depósito: el bazo, los pulmones, la piel y el hígado. Cuando los órganos trabajan, ya sean los músculos (trabajo corporal), ya los órganos de la digestión, después de una comida, ya sea el cerebro por un trabajo intelectual, etc., necesitan mayor cantidad de sangre, y entonces se utiliza la que existe en los órganos de depósito.

Vemos, pues, que otra de las funciones del hígado es actuar de órgano regulador de la cantidad de sangre circulante; es un depósito de sangre de gran importancia, teniendo en cuenta que se halla en la antesala del corazón, ya que la sangre que sale del hígado tiene sólo unos centímetros de recorrido hasta llegar al corazón, órgano central de la circulación, verdadera bomba que impulsa la sangre.

La función depuradora del hígado

Ya hemos apuntado más arriba, y hemos de insistir en ello, que el hígado participa activamente en la *desintoxicación* del organismo, eliminando los productos nocivos introducidos, así como los productos de deshecho.

En el cuerpo normal, y más aún en el enfermo, se producen constantemente sustancias perjudiciales y tóxicas que si no fueran eliminadas perturbarían la salud. Los órganos encargados de eliminar esas sustancias peligrosas son: los riñones, los pulmones, la piel y el hígado. El doctor Vander hace especial hincapié en la importancia del hígado como órgano *purificador* y *desintoxicante,* y dice que «limpia la sangre de toda clase de impurezas, ya procedan de una alimentación antinatural (alcohol, especias, etc.), de malas digestiones, de putrefacciones intestinales, de focos infecciosos, etc. El hígado retiene dichas impurezas, las destruye y neutraliza, transformándolas en sustancias completamente inofensivas que son eliminadas».

Sin esta función *depuradora* tan importante del hígado pronto seríamos víctimas de un grave envenenamiento. Recordemos que la mejor garantía de un buen funcionamiento del hígado, y, por tanto, de una buena desintoxicación, es la alimentación natural, rica en azúcares naturales y vitaminas. Así comprenderemos la enorme importancia que tiene dicha alimentación, no sólo como medio preventivo y curativo de las enfermedades del hígado, sino también para obtener y conservar la más perfecta salud de todo el organismo.

«Ya es sabido –dice el doctor Vander– que algunas personas soportan considerables cantidades de alimentos perjudiciales y de alcohol durante años sin sufrir sus consecuencias. Esto es debido a que estas personas por herencia poseen un hígado dotado de un gran poder desintoxicante. Claro que si a la larga este poder del hígado decae, por culpa del sobreesfuerzo a que se le somete, sobrevendrán diversas enfermedades debidas a la intoxicación por las sustancias perjudiciales».

Los enfermos del hígado tienen disminuida la capacidad desintoxicante de este órgano. Muchos de sus síntomas son precisamente debidos a la intoxicación: malhumor, irritabilidad nerviosa, pesadez de cabeza, fatiga, etc. Su hígado apenas puede neutralizar las sustancias de desgaste que se producen normalmente; mucho menos, por tanto, los tóxicos que provengan de una alimentación antinatural. Éste es otro de los motivos de la necesidad de una alimentación sana y natural, que además de estar libre de tóxicos estimula el buen funcionamiento del hígado.

El hígado, depósito de vitaminas

En general, el organismo no puede fabricar las vitaminas, las cuales han de ser ingeridas con los alimentos. En tal caso se depositan en el hígado en mayor grado que en otras partes, para ir surtiendo de estos elementos a todo el sistema, lo mismo que abastece de nutrición muscular, o glicógeno. Como todo alimento glúcido y prótido pasa por el hígado, este órgano extrae estas vitaminas y almacena buena parte de ellas. Las vitaminas que especialmente almacena el hígado son la A y las del complejo B. Además transforma la provitamina A, contenida en las verduras y ensaladas, en vitamina A.

Para su buen funcionamiento, el hígado necesita la vitamina K, la cual está muy extendida en la naturaleza. La contienen en abundancia las espinacas, col, alfalfa, etc. Además, en el intestino del hombre viven unos microbios capaces de fabricar la vitamina K. Por estos motivos, la pobreza en vitamina K sólo sobreviene cuando el cuerpo no puede aprovecharla por falta de bilis en el intestino (pues la bilis es indispensable para que sea absorbida), como sucede en muchos enfermos del hígado.

Cuando escasea o falta la vitamina K, se perturba la coagulación de la sangre, que es el mecanismo natural de cohibirse las hemorragias. Cuando existe pobreza de vitamina K, las pequeñas hemorragias que se producen en el hombre normal, aun sin darse éste cuenta, y las que pueden sobrevenir por cortes y accidentes, cuesta mucho detenerlas y pueden tener consecuencias graves.

Conviene la vitamina K en los casos de ictericia por obstrucción de las vías de la bilis; en la ictericia de los recién nacidos; en las enfermedades graves del hígado, en que está perturbado el almacenamiento de la vitamina K.

Son alimentos particularmente ricos en vitamina K, además de las espinacas, la col y la alfalfa antes citadas, los guisantes tiernos, la zanahoria y los tomates, y el propio hígado. La alfalfa puede tomarse en forma de jugo crudo.

La vitamina A, que previsoramente almacena el hígado, se encuentra en abundancia en la naturaleza, si no totalmente formada, cuando menos en forma de provitamina. Abundan en las plantas unas sustancias colorantes, amarillas o rojas (plátano, zanahoria, tomate), llamadas carotenos y son capaces de transformarse, dentro del cuerpo humano, en vitamina A; por este motivo se las llama también provitaminas A.

La vitamina A, una vez formada, se almacena en el hígado. Pero hay que saber que para que la vitamina A o sus provitaminas se aprovechen, es indispensable que la producción de bilis sea normal, que no haya enfermedades del intestino que impidan su aprovechamiento y que en la alimentación haya suficiente cantidad de grasas.

Esto explica que puede sobrevenir pobreza en vitamina A aun siendo la alimentación excelente, cuando hay enfermedad del hígado o de las vías de la bilis o inflamaciones del intestino.

Cuando en circunstancias anormales –enfermedad, por ejemplo– se hace gasto exagerado de vitamina A, el organismo echa mano de las reservas acumuladas en el hígado. Si estas reservas se agotan sin la debida reposición, pueden aparecer los síntomas de falta de vitamina A.

La vitamina A es absolutamente necesaria para el crecimiento, desarrollo del cuerpo y reparación de tejidos de los órganos gastados por el uso o destruidos por enfermedad. La vitamina A, además, aumenta las defensas contra los microbios. Es útil, por ejemplo, para prevenir los resfriados.

La vitamina A interviene en la formación de una sustancia colorante de la retina de los ojos, necesaria para ver bien. Si hay pobreza de vitamina A, este colorante no se forma debidamente y la persona ve mal cuando hay poca luz (atardecer). Es la llamada ceguera nocturna o crepuscular, enfermedad especialmente peligrosa para los conductores de automóviles.

Los signos más típicos de falta de vitamina A en las personas mayores afectan a los ojos y a la piel. En los ojos, la ceguera crepuscular puede llegar a estados graves. Sobrevienen lesiones en los ojos, consistentes en inflamación de la conjuntiva, enrojecimiento de los párpados. Los ojos están secos y no corren las lágrimas. Se nota picor, impresión de quemadura e intolerancia a la luz. El ojo pierde su brillo, se seca, se ulcera, apareciendo, además, infecciones con pus.

Cuando falta la vitamina A, la piel se vuelve también seca, arrugada, áspera, de un color pizarroso sucio y no suda debidamente. La insuficiencia de vitamina A puede también ser causa indirecta de otras enfermedades tales como: inflamaciones del estómago e intestinos, inflamaciones de la boca, catarros de la nariz y de bronquios, erupciones de la piel, caries dental, etc. Ahora bien, los casos graves de falta de vitamina A son raros hoy día, cuando menos entre las personas mayores, no tanto en los niños. Pero los casos leves, de ligera pobreza en vitamina A, son mucho más frecuentes.

Casi todos los vegetales son ricos en vitamina A, pero entre ellos los que más contienen son el perejil, el diente de león, la espinaca, la acelga, la acedera, la hoja de rábano, el ajo, el tomate, el guisante fresco y el germen de cereales.

Hay abundante vitamina A en el aceite de hígado de bacalao, en la yema de huevo, la leche y sus derivados. La leche pasteurizada o envasada no pierde nada de su contenido en vitamina A. Al hervirla lentamente pierde gran parte de sus vitaminas; mucho menos cuando se hierve rápidamente. Al calentar la mantequilla, disminuye su contenido en vitamina A. Al freírla, se pierde totalmente.

La vitamina P, recientemente descubierta, es indispensable para el buen funcionamiento del hígado y el perfecto estado de los capilares o pequeños conductos de sangre. Su pobreza ocasiona hemorragias de ciertas enfermedades del hígado. La vitamina P se halla ampliamente difundida en el reino vegetal, particularmente en los frutos ácidos, y especialmente en la corteza del limón, lo que hace a éste particularmente indicado para los enfermos del hígado.

EL HÍGADO EN RELACIÓN CON LOS OTROS ÓRGANOS Y APARATOS

El hígado es un órgano clave en la economía del organismo;
el entrecruzamiento de los influjos que parten de él y que repercuten
sobre él, durante el estado de enfermedad, es vasto y complejo.

Si se considera que, prácticamente, el hígado entra en mayor o menor proporción en todos los procesos metabólicos, es fácil comprender la frecuencia con que participará, también, de las formas patológicas que no le afectan directamente, y que una enfermedad que lo lesione pueda tener amplias repercusiones en todo el organismo.

Trataremos de comprender cómo está relacionado el hígado, en el desarrollo de sus funciones, con los otros órganos y aparatos; de este estudio podremos deducir, en líneas generales, las consecuencias que se derivan de tales relaciones durante los diversos estados de enfermedad.

El trabajo del hígado no es tan visible, en apariencia, como el de otros órganos, tales como el corazón y los pulmones, cuyo funcionamiento se nota, ya sea por los movimientos del pecho, por el pulso, etc. El hígado es, en este sentido, un órgano silencioso.

Si goza usted de buena salud –dice el doctor Vander–, ignora por sus sensaciones que posea hígado. Ni lo nota ni tiene sentido consciente de sus importantes tareas. Pero si pudiéramos ver el interior del hígado cuando trabaja, y sobre todo si pudiéramos verlo con aumento, nuestra sorpresa sería muy grande cuando lo viéramos surcado en todas direcciones por millones de tuberías, por las cuales circula continuamente gran cantidad de sangre.

Es bien sabido que la cantidad de sangre que recibe un órgano es proporcional a su trabajo. Pues bien, el hígado es uno de los órganos de circulación más activa, o sea, que recibe gran cantidad de sangre. El total de la sangre del cuerpo (cinco o más litros) pasa por el hígado muchas veces al cabo del día. Esto no ocurre por casualidad, sino porque una de las muchas funciones del hígado es trabajar con esta sangre: depurarla y librarla de venenos que puedan llegar procedentes de cualquier parte del cuerpo. También toma de la sangre las «materias primas» para fabricar la bilis.

El complicado y enorme laboratorio que es el hígado no trabaja aislado del resto del organismo. Todo lo contrario; el hígado recibe constantemente noticias de los restantes órganos por las que sabe en cada momento qué es lo que más urgentemente necesitan y a qué trabajo debe dedicarse preferentemente. Por ejemplo –explica el doctor Vander–, el hígado sabe cuándo se toman alimentos y cuándo empieza la digestión, y en consecuencia manda bilis al intestino. También sabe cuándo estamos haciendo un trabajo corporal, y entonces vierte azúcar en la sangre para que los músculos puedan consumirlo en su trabajo, etc.

El cuerpo es una unidad y los órganos se influyen mutuamente entre sí. La enfermedad de uno de ellos repercute necesariamente sobre los demás. Todo el organismo es el que está enfermo, no un órgano solo. Por tanto, el tratamiento debe abarcar también todo el organismo, aunque incluye procedimientos y aplicaciones dirigidos especialmente hacia el órgano enfermo.

Cualquier enfermedad crónica del intestino, por ejemplo, tarde o temprano repercute en el hígado y a la inversa, las enfermedades del hígado perjudican al intestino; las enfermedades del corazón con mala circulación son causa de trastornos del hígado, y a la inversa.

Existe un verdadero *control hepático* en el organismo. Todo lo digerido en los intestinos pasa directamente al hígado por la vena porta. Por la entrada del organismo. Mientras un alimento no llega al hígado no está verdaderamente dentro del cuerpo, sino en el tubo digestivo, y tiene siempre la puerta abierta de salida en caso de anormalidad intestinal. En este caso, la salida es por el intestino. Pero cuando llega al hígado, ya no se retrocede y se sigue a la sangre, y sólo el buen control hepático se encarga de depositar en la vesícula biliar los venenos que llevan los distintos alimentos.

Este maravilloso órgano no sólo termina la digestión de los distintos alimentos, sino que almacena en sí mismo cantidad de alimento muscular, glicógeno, para surtir al organismo. Además, este maravilloso químico estático revierte y transforma en grasa el sobrante del alimento de cada día. Material de reserva, como cuenta corriente bancaria. Y cuando falta alimento, por lo que sea, este químico revierte la grasa en lo que fue, en glicógeno, para nutrirse autofágicamente de reservas.

Los bebedores de alcohol cometen un gran crimen al intoxicar al hígado con alcohol, ya que es allí donde se quema este veneno, intoxicando y degenerando este maravilloso y benefactor órgano controlador.

Como en la naturaleza no hay azúcar, al llegar este producto industrial al intestino tiene que transformarse en lo que antes fue, en glucosa o miel. Y esto se opera a costa de la colaboración del hígado. Así –dice el doctor Castro–, el azúcar industrial tiene muchísima responsabilidad en la patología hepática.

Hígado y aparato digestivo

El hígado, centro del metabolismo; su estudio en el estado de enfermedad muestra lo perfecta que es la arquitectura funcional del organismo.

El hígado es un órgano conectado con el aparato digestivo; se le puede definir mejor como uno de los órganos cardinales del aparato digestivo. Recibe la sangre que procede del intestino y del bazo, y que se reúne primero en tres troncos principales: la vena mesentérica superior, la vena mesentérica inferior y la vena lienal o esplénica; estas tres ramas se reúnen luego para formar la vena porta, que penetra en el órgano a nivel de la cara inferior.

La función principal del hígado es la de recoger todo el material alimenticio absorbido y decidir luego su destino metabólico, según las exigencias del momento; es decir, su inmediata utilización con fines energéticos o su almacenamiento como material de reserva o, finalmente, su transformación en sustancias distintas de las originarias (transformación de los azúcares en grasas, etc.).

Las relaciones del hígado con el tubo intestinal son muy estrechas y se pueden resumir en algunos puntos sobresalientes: contribuye, ante todo, a la actividad digestiva intestinal y a su motilidad, vertiendo la bilis en él.

La bilis, por medio de las sales que contiene, activa la digestión de las proteínas y, de modo especial, de las grasas, estimulando a las enzimas destinadas a esta misión y facilitando su acción. Permite que se liberen en el ambiente intestinal algunas sustancias de gran importancia, como las vitaminas A, E, K, D, los ácidos grasos, las sales de calcio y el colesterol y evita así que éstos precipiten, lo que impediría su absorción. Finalmente, siempre por acción de las sales biliares, estimula las contracciones de la pared intestinal.

Como ya se ha dicho, el hígado elabora el material que absorbe el intestino; para que se cumpla esta delicada operación de forma correcta, es necesario que se absorban bien algunas sustancias clave específicas, también de origen alimenticio (algunos aminoácidos, vitaminas, sales), y que se mantenga, dentro de ciertos límites constantes, una relación cuantitativa entre los componentes fundamentales de la dieta (azúcares, grasas y proteínas). Además, al ser el primer órgano que se encuentra en el camino de la sangre procedente del intestino, se vierten en el hígado todas las sustancias tóxicas o bacterianas absorbidas: tiene la misión de hacerlas inofensivas antes de que penetren en la circulación general y provoquen la aparición de manifestaciones patológicas.

Existe, por último, una sustancia de origen duodenal, la *colecistoquinina,* que actúa aumentando la producción de bilis. La vesícula, por su parte, no es sino una acodadura del tubo intestinal y, por lo tanto, está en estrechísimas relaciones con él en lo que se refiere a la inervación.

La consecuencia de todo esto será, por una parte, la influencia ejercida sobre el tubo intestinal por el hígado enfermo y, por la otra, que el hígado resulte afectado durante las enfermedades del intestino.

El primer influjo que la hepatopatía, es decir, cualquier afección del hígado, ejerce sobre el tubo digestivo, en orden cronológico, está representado por la *desaparición del apetito,* a la que sigue una alimentación insuficiente y, como consecuencia, deficiencias de algunas de las sustancias clave para el metabolismo.

Por lo demás, contrariamente a cuanto se creía hasta hace poco tiempo, parece demostrado que la enfermedad hepática no compromete de modo sensible la *absorción de las sustancias alimenticias.* Sin embargo, influye de modo decididamente negativo sobre ella la estasis biliar, es decir, la falta de derramamiento de bilis en el intestino por una obstrucción de las vías biliares, que puede estar producida por diversas causas, como tumores, cálculos, inflamación de ganglios linfáticos. En este caso, faltarán todas las acciones mencionadas más arriba que ejerce la bilis sobre el proceso digestivo.

De aquí se derivan defectos de coagulación, por deficiencia de vitamina K (una vitamina antihemorrágica que es esencial para síntesis de la protrombina, principio fundamental de la coagulación); defectos de osificación (en los niños afectos de estenosis biliar congénita), por deficiencia de vitamina D y de calcio, además de una disminución de la absorción, especialmente de las grasas.

La *gastritis atrófica con hipoacidez,* una *disminución de la motilidad gástrica e intestinal,* son hallazgo frecuente durante las hepatopatías; a veces, se asocia también a la cirrosis la *úlcera gastroduodenal;* sin embargo, no están bien claros los motivos precisos de estas asociaciones. El *cólico biliar* es el ejemplo más llamativo de las repercusiones de una lesión hepática sobre el aparato digestivo, esta vez por cuenta de la vesícula. Las estrechas conexiones nerviosas que existen entre vesícula y tubo intestinal se manifiestan en esta ocasión de forma dramática, especialmente con el vómito acompañado de dolores agudísimos.

A su vez, las enfermedades del intestino influirán negativamente sobre el hígado, alterando, por la mala digestión, la relación existente entre los varios componentes de la dieta, bloqueando la absorción de aquellas sustancias sin las cuales el trabajo del hígado se hace imperfecto, y vertiendo sobre éste una cantidad excesiva de sustancias tóxicas y bacterianas. Por citar sólo un ejemplo, diremos que, especialmente en los niños, incluso una simple diarrea causa siempre una acumulación de grasa en el hígado, que, aunque no se traduzca en ningún trastorno específico, es un índice significativo de la sobrecarga a que se ve sometido aquél.

También el *páncreas* forma parte del aparato digestivo, y sus relaciones con el hígado están determinadas por algunos factores: la sangre procedente del páncreas afluye al hígado por medio de la vena lienal o esplénica, una de las ramas de la vena porta; el conducto de Wirsung, por el que corre el jugo pancreático (esencial para la digestión, ya que contiene las enzimas digestivas más importantes: tripsina, quimotripsina, amilasa, lipasa), desemboca en el duodeno junto con el colédoco, a través del cual fluye la bilis al intestino. Este último hecho es importante, en primer lugar, porque limita la posibilidad de difusión de infecciones de un órgano al otro; en segundo, la posibilidad de reflujo a través de los respectivos conductos, de la bilis al páncreas o viceversa, del jugo pancreático a las vías biliares.

La importancia de estos fenómenos para provocar algunas enfermedades, especialmente la *pancreatitis aguda,* ha sido y es todavía motivo de discusiones sin fin. En casos de pancreatitis aguda es sabido que, con mucha frecuencia, se encuentran inflamaciones colecísticas, en general asociadas con cálculos. El páncreas tiene también una acción protectora sobre el hígado, tanto que Best, el descubridor de la insulina, lo denominó «guardián del hígado»: protección que ejerce mediante la acción de la tripsina que, al escindir las proteínas (que, como es sabido, son cadenas de aminoácidos) en el intestino, libera un aminoácido especial, una de las famosas sustancias-clave: la metionina (un aminoácido que contiene azufre), que protege al hígado de la acumulación de grasa.

El hígado y la sangre

Durante la vida fetal, el hígado tiene una importancia decisiva en la *hematopoyesis* (es decir, en la formación de los glóbulos rojos y blancos), porque, junto con el bazo y la médula ósea, participa en ella activamente. Tras el nacimiento, esta actividad se limita a la médula ósea, y el hígado sólo controla la situación, sirviendo de depósito del principio antianémico (sustancia de actividad estimulante de la médula).

Sólo en casos excepcionales se reanuda la actividad hepática de hematopoyesis; cuando, por ejemplo, la médula es destruida por procesos invasores (tumores) o cuando queda bloqueada por la falta del factor antianémico, como en la anemia perniciosa.

Durante las enfermedades hepáticas, especialmente si son de larga duración, como la cirrosis, se establece casi siempre una *anemia* a la que no son extraños la acción frenadora del bazo sobre la médula y el aumento de glóbulos rojos destruidos.

A su vez, las anemias de cualquier clase, aunque no sean de origen hepático, provocan lesiones en el hígado. Desde el modesto acúmulo de grasas que observamos en algunos casos de anemia, debido a la escasez de oxígeno, hasta la hemosiderosis (acúmulo de hierro en el hígado, además de en otros órganos) de las formas graves y prolongadas, por las fuertes dosis de hierro administradas y por las transfusiones de sangre.

Las anemias hemolíticas (es decir, no por disminución de la formación, sino por excesiva destrucción de glóbulos rojos) producen también, en los casos graves, notables lesiones en el hígado. La excesiva cantidad de pigmentos procedentes de la transformación de la hemoglobina, liberada en forma masiva de los glóbulos rojos destruidos, puede precipitar en las células hepáticas y en los delgados conductos biliares, comprometiendo su función. Del mismo modo pueden formarse cálculos en la vesícula.

El hígado tiene también su papel de primer plano en el *mecanismo de la coagulación de la sangre*. No interviene directamente, pero construye proteínas que son indispensables para que tenga lugar la coagulación. Entre éstas, las más importantes son la protrombina, para cuya formación es necesaria la vitamina K, que, como hemos visto, es absorbida por el intestino sólo en presencia de bilis, y el fibrinógeno. Otras proteínas producidas por el hígado tienen acción aceleradora de la coagulación, permitiéndole alcanzar la rapidez indispensable para detener a tiempo las hemorragias: son la Ad-globulina o factor V, y la convertina o factor VII.

La capacidad del hígado de producir la mayor parte de las proteínas de la sangre tiene una importancia enorme y se la puede juzgar por los efectos; si las proteínas hemáticas disminuyen (cosa que, en efecto, sucede en las enfermedades crónicas del hígado y en algunas enfermedades de los riñones), una porción de la parte líquida de la sangre sale de los vasos y se acumula en los tejidos; entonces se producen los edemas, es decir, las hinchazones en los miembros inferiores o difundidas en todo el cuerpo, que se observan tan frecuentemente en estos casos.

El hígado, el corazón y la circulación

En la debilidad del corazón (por ejemplo lesiones de las válvulas), el hígado, que es como la antesala del corazón para la sangre que viene del vientre, se congestiona e hincha por el estancamiento de sangre, duele y su funcionamiento está perturbado, apareciendo como consecuencia trastornos digestivos y a veces un ligero color amarillo de la piel.

Si mediante el tratamiento se consigue que el corazón recupere sus fuerzas y la circulación de la sangre vuelva a ser normal, todos los trastornos del hígado que acabamos de mencionar desaparecen.

Por lo que respecta al corazón y a la circulación, bastará recordar de nuevo que el hígado es un gran depósito de sangre, dispuesta para ser cedida cuando haya necesidad de ella o almacenada en condiciones de reposo. La cantidad de sangre en la circulación condiciona naturalmente la importancia del trabajo del corazón. Éste, a su vez, influye de modo evidente sobre el hígado en caso de insuficiencia cardíaca o, en mayor medida, en caso de pericarditis. En estas circunstancias el corazón no está en condiciones de bombear toda la sangre venosa que llega a su parte derecha, por lo cual se acumula, encontrando en el hígado un lugar de depósito ideal. Cuando la situación es grave, el hígado *aumenta de tamaño* notablemente, mientras que la cápsula que lo envuelve, al distenderse, provoca vivos dolores y sensación de peso en la región hepática.

Ya hemos aludido a las influencias que ejerce el hígado sobre la circulación mediante la apoferritina y el hipertensinógeno. En la cirrosis, grave enfermedad hepática, la sangre que llega del intestino, del bazo y del páncreas, es decir, la sangre que circula hacia la vena porta, tiene dificultades para penetrar en el hígado, porque la estructura de éste está alterada por la enfermedad. Esta resistencia actúa de modo que se produce una *hipertensión* en la vena porta. Entonces, la sangre busca nuevas vías de salida en otras venas, provocando así la aparición de hemorroides y de varices en el esófago y en los miembros inferiores.

El hígado y la tuberculosis

El hígado se ve atacado con frecuencia por esta enfermedad. En la tuberculosis pulmonar los microbios producen venenos que atacan al hígado. Siguiendo un tratamiento integral de la tuberculosis queda prácticamente eliminado este peligro. También suele afectarse el hígado por la *sobrealimentación antinatural,* frecuente en los tuberculosos a fin de que engorden. Con una alimentación demasiado rica en huevos, carnes, grasas animales, etc., llega a fatigarse el hígado.

El hígado y la diabetes

A veces los trastornos del hígado son consecuencia de la diabetes y deben tratarse junto con ésta. Otras veces la diabetes es producida por el mal funcionamiento del hígado. Esta diabetes cura fácilmente con sólo un tratamiento general de la enfermedad del hígado. Casi siempre se trata de personas *obesas,* grandes comedores y bebedores que obligan a su hígado a un sobreesfuerzo por los excesos gastronómicos.

El hígado y los riñones

Son los órganos más activos en los procesos de *excreción de los productos de desecho* (mediante la bilis y la orina) y de *desintoxicación de las sustancias nocivas;* el riñón desempeña una función preeminente en la primera actividad y el hígado en la segunda. En caso de necesidad, pueden compensarse mutuamente, aunque dentro de cierto límite, ya que si uno de los órganos tiene dificultades, el otro hace parte de su trabajo.

El segundo elemento de contacto entre los dos es la *regulación de la presión arterial;* intervienen en este fino y complejo mecanismo a través de acciones de efecto opuesto. El hígado construye, entre otras, dos proteínas: la apoferritina y el hipertensinógeno. La primera, cuya misión primaria es transportar el hierro –indispensable para la formación de la hemoglobina–, actúa también bajando la presión arterial; la segunda, que de por sí es inactiva, al entrar en contacto en la circulación con una sustancia formada por el riñón, la renina, se transforma en hipertensina, que, al provocar la constricción de las arterias hace aumentar la presión.

Si uno de los órganos en cuestión enferma, ¿se alteran estas conexiones? ¿Con qué consecuencias? Durante las enfermedades renales, el compromiso hepático es realmente muy modesto, mientras que no puede decirse lo mismo para la situación contraria. El riñón acusa profundamente las lesiones hepáticas cuando éstas alcanzan una gravedad importante. En la *nefrosis biliar,* por ejemplo, que aparece en casos de ictericia grave por estasis biliar en el hígado, es precisamente la tentativa por parte del riñón de compensar la deficiente actividad hepática lo que lo daña. El bloqueo intra o extrahepático del flujo biliar impide la eliminación intestinal natural, a través de la bilis, de los pigmentos que proceden de los glóbulos rojos envejecidos y destruidos, se hace inútil.

Evidentemente, estos pigmentos, al encontrar cerrada su vía normal de desagüe, se acumulan en la sangre. En este momento interviene el riñón, que trata de eliminarlos a través de la orina. Lo consigue hasta cierto punto, más allá del cual, éstos precipitan en las células y en los túbulos renales. Afortunadamente, el riñón no se resiente gran cosa de estos fenómenos. Igualmente leve es la *nefrosis glomérulo-tubular,* que aparece en muchas enfermedades del hígado: en el riñón existen, aquí y allá, grupos de células lesionadas; en la orina se encuentra albúmina. Las causas hay que atribuirlas a la acción directa sobre el riñón de sustancias tóxicas circulantes, que el hígado no ha inactivado, pero sobre todo a alteraciones funcionales de los pequeños vasos, siempre en relación con el fracaso hepático. Cuando estos fenómenos se hacen importantes, como en la descompensación hepática grave que precede al coma, aparece la *nefrosis aguda,* que puede llevar a consecuencias gravísimas.

En todo caso, hígado y riñón se dan la mano en condiciones difíciles y, eventualmente, se ayudan recíprocamente para mantener una eficiente economía orgánica, cuando pueden provocar daños.

El hígado y el sistema endocrino

Es obligado comparar el hígado a un laboratorio químico, pero se trata de un laboratorio sumamente complejo, que estamos muy lejos de conocer por completo. Ya hemos visto lo que sucede en él: las sustancias alimenticias se elaboran aquí, se almacenan, se consumen o se envían a los tejidos, según las necesidades del momento.

Las *hormonas* controlan todo esto y, al mismo tiempo, son controladas por ello; en otros términos, tienen la misión de dirigir en un sentido o en otro los procesos bioquímicos hepáticos, mientras que el hígado, a su vez, actúa sobre ellas, destruyéndolas o protegiéndolas, según que su acción sea útil o no. No trataremos en sus detalles la acción de las hormonas sobre el hígado, porque el tema nos llevaría muy lejos.

Por lo que respecta a la acción del hígado sobre las hormonas, éste las controla actuando sobre ellas de diversas formas: modifica su estructura química, haciéndolas inactivas, o las combina con sustancias que bloqueen su acción, eliminándolas luego a través de la bilis. En otros casos, une las hormonas con proteínas vectoras (es decir, de transporte); que circulan en la sangre, las cuales las ceden sólo en el momento oportuno, cuando y donde son necesarias. Por ejemplo, la insulina puede fijarse en las células hepáticas como depósito y movilizarse sólo en caso de necesidad.

Este mecanismo, tan fino y admirable en su eficacia y en su adaptabilidad, pero tan complejo, podría hacer temer por su resistencia frente a factores que alteren su funcionamiento. En efecto, en algunas enfermedades endocrinas, como la diabetes mellitus, la tireotoxicosis, la enfermedad de Addison, y en algunas otras en menor grado, se encuentra una afectación del hígado, que, sin embargo, no aparece nunca entre los síntomas más graves.

En la diabetes, el *hígado aumenta* de tamaño en más de la mitad de los enfermos, pero en general, esto no influye, de modo apreciable, en el curso de la enfermedad.

En la enfermedad de Addison (disminución de la actividad de las glándulas suprarrenales, productoras de la cortisona, entre otras hormonas) y en la tireotoxicosis (enfermedad del excesivo funcionamiento del tiroides) se observa, además de un aumento de tamaño del hígado, una *disminución de la actividad de algunas de sus enzimas* (especialmente de la lacticodeshidrogenasa en la tireotoxicosis), claro signo de cuán profundamente estas hormonas influyen en el metabolismo hepático. Sin embargo, todo sumado, en las enfermedades de las glándulas endocrinas el hígado se ve poco comprometido.

Al contrario, una lesión hepática, si es de cierta gravedad, puede producir desequilibrios hormonales incluso notables. Podemos ver sus efectos de modo evidente especialmente a cargo de la esfera sexual. En estos casos se comprueba un *exceso de hormonas sexuales femeninas:* los estrógenos (también en el hombre se segregan normalmente, si bien en cantidad mínima), que el hígado tiene la misión de destruir, cosa que no hace si está gravemente lesionado (en realidad, el desequilibrio hormonal parece ser más complejo, pero el problema está todavía en fase de estudio). Los estrógenos circulantes en exceso, producen en el hombre *atrofia de los testículos* que, en algunos casos, va acompañada de esterilidad, caída del vello y aumento del volumen de las mamas. Quede bien claro que esto sucede sólo en los estados avanzados de cirrosis.

En la mujer aparecen *trastornos menstruales* que pueden conducir a la esterilidad, relacionables con un funcionamiento deficiente del ovario. A veces también se nota el aumento de estrógenos, con posibilidad de retornos menstruales después de la menopausia.

Tampoco es difícil que se produzca un desequilibrio por cuenta de las *hormonas suprarrenales,* especialmente de la cortisona, en el sentido de una *disminución de secreción.* La glándula suprarrenal segrega cortisona bajo el estímulo de una hormona de la hipófisis, llamada ACTH, la cual, a su vez, es liberada por la hipófisis cuando disminuye la cortisona circulante. Este mecanismo, que presupone el control recíproco entre las glándulas endocrinas, es común a otras hormonas (los estrógenos, por ejemplo).

Ahora, en los pacientes hepáticos sucede lo siguiente: el hígado destruye menos cortisona de lo que debería, esto frena la liberación de ACTH por parte de la hipófisis; la glándula suprarrenal, por lo tanto, será menos estimulada para que segregue cortisona. Si esto es un bien, porque elimina el peligro de un exceso de cortisona en circulación, a la larga lleva a una incapacidad de la glándula, obligada a un reposo excesivo, para responder activamente en los casos en los que el organismo precise urgentemente esta hormona. Como su intervención es fundamental en toda situación de emergencia en que se encuentre el organismo (en términos científicos, en caso de «estrés»), de aquí se deriva la especial «fragilidad» del enfermo de hígado ante las enfermedades infecciosas, los traumatismos, etc.

Otro aspecto del metabolismo hormonal alterado, que se establece en las hepatopatías en fase avanzada, en parte todavía relacionable con la suprarrenal, es la *retención de agua:* de aquí los edemas en los tobillos y la ascitis, ese imponente acúmulo de agua en la cavidad abdominal.

El hígado y los nervios

El sistema nervioso es poco afectado en las enfermedades hepáticas leves, pero en los casos graves provoca una verdadera y auténtica intoxicación del organismo; entonces, las funciones nerviosas se bloquean y prácticamente se llega al *coma* a través de un progresivo hundimiento en un estado de pesadez soñoliento.

De todas maneras, puede afirmarse que quizá el hígado sea uno de los órganos que más influye sobre el sistema nervioso. Por ello no es raro que los enfermos del hígado tengan sus nervios y su carácter alterados. No pocos trastornos, tales como malhumor, irritabilidad, tristeza, melancolía, insomnio, etc., tienen su parte de causa en el hígado, aunque a veces ni la misma persona lo sepa.

Al llegar a la edad crítica (40-50 años) son muchas las personas que, sin estar propiamente enfermas del hígado, tienen lo que se llama «insuficiencia hepática», o sea, que su hígado está cansado y no trabaja bien. Los enfermos de insuficiencia hepática son los que llenan los balnearios, junto con los reumáticos, con la esperanza de mejorar su estado de salud.

El hígado enfermo o cansado hace nerviosa a la persona. La *alimentación antinatural* produce sustancias tóxicas que el hígado, cuando está sano, se esfuerza en destruir. Pero si el hígado está fatigado o enfermo no puede destruirlas debidamente y entonces llegan a los nervios y los perjudican.

El mal funcionamiento del hígado, a su vez, es causa de malas digestiones, las cuales también producen sustancias que perjudican el sistema nervioso. Además, el hígado enfermo puede fallar en su misión de fabricar y almacenar vitaminas, por lo cual éstas escasean para los nervios.

«También hay que tener en cuenta –dice el doctor Vander– que, así como el hígado enfermo produce nerviosidad, los disgustos frecuentes y las preocupaciones constantes perjudican a su vez al hígado, haciéndolo enfermar. Por lo mismo, si usted es una de estas personas, le interesa someterse a un tratamiento para curar sus nervios y su hígado, ya que se influyen mutuamente. De este modo obtendrá resultados mucho mayores, y la curación completa no se hará esperar. Hay muchas personas que continúan enfermas por ignorar estos mecanismos».

Las pasiones y emociones que más intensamente afectan el hígado son las siguientes: celos, envidia, avaricia, cólera, ira, inquietud, agitación, ambiciones y deseos no satisfechos, temores, etc. La intuición de las gentes considera al hígado como el lugar de donde nace el malhumor. Los modernos conocimientos han venido a demostrar de manera indiscutible la relación existente entre el funcionamiento del hígado y los trastornos nerviosos y del carácter, y a la inversa.

La bilis y el carácter. Con poca bilis en la vesícula biliar, el hombre está tranquilo, afirma el doctor Fritz Kahn. Es que el hígado, para digerir mejor los alimentos en su metabolización trofohepática glucósida, necesita siempre una pequeña cantidad de jugo biliar para la acción antitóxica. Las bebidas alcohólicas y los alimentos grasos y azoados atacan la glándula hepática y alteran la secreción.

Cuando tenemos buenas noticias o todas nuestras cosas van bien y estamos espiritualmente satisfechos por la alegría del corazón, aumenta un poco la secreción del jugo biliar, aumenta también la actividad trofohepática y la digestión, en general, es más tonificante. Es cuando el hombre está eufórico y seguro de sí mismo. Cuando no se forman ácidos biliares, el sistema nervioso está tranquilo. El zumo de limón –sostiene el profesor Capo–, en cantidad, disuelve los ácidos biliares y vienen la alegría y el buen humor.

Cuando la vesícula de la bilis se llena demasiado, el hígado también se dilata y la bilis fluye en la circulación, interesando nervios y cerebro; entonces viene la tristeza, la melancolía y la irritabilidad. Y si este jugo biliar es de origen carnívoro, la irritación es muy violenta y pasional y crea los tipos coléricos e iracundos.

La bilis fresca es un líquido color amarillo oro, que al contacto del aire adquiere tono verde oscuro. Tiene sabor amargo, que es tan típico que motiva la expresión: «tan amargo como la bilis». Y entonces, al fermentar, ataca al páncreas.

Al evacuarse el jugo biliar de la vesícula, cuyos ácidos biliares atacan a todo el sistema, viene el estado colérico.

Los bebedores habituales son sin excepción enfermos del hígado. Si se bebe diariamente varios litros de cerveza, el hígado aumenta de volumen, simplemente debido a la cantidad de líquido. Pero si se trata de bebidas fuertes, como el aguardiente, las células hepáticas se alteran por la acción tóxica del alcohol concentrado.

De la ausencia absoluta de jugos biliares en el momento de la digestión de las sustancias grasas, glucósidos y amiláceos (aceites, azúcares y almidones), entrando parte de bilis en el corazón, viene la repugnancia y el asco, por no poder emulsionar dichas sustancias.

La sensación nauseabunda que se experimenta por ciertos alimentos y por ciertas cosas y actos, no es ni más ni menos que un registro de un estado patológico del hígado, cuando, algunas veces, no es por una gran sensibilidad moral.

También se dice que la ira remueve la bilis y que el iracundo se pone amarillo. El color amarillo de la envidia derívase de que el envidioso adquiere color amarillo por ictericia.

La influencia de los estados psíquicos sobre la función hepática es, pues, muy notable, y hasta hoy no se ha podido aclarar de un modo lógico. La alegría aumenta moderadamente la secreción biliar, la tristeza exagera dicha secreción y la ira impide el flujo de la bilis. Cuando un individuo experimenta una gran repugnancia, todo su sistema biliar se contrae espasmódicamente. La bilis, al ser comprimida, pasa a través de las paredes de los vasos y llega a la sangre, originando la ictericia.

La *melancolía* es fruto de la bilis negra. De una seria y profunda alteración funcional del hígado, y, sobre todo, de la bilis.

Por eso, el doctor Castro no vacila en denominar a este mal, muy de moda por cierto, *neurastenia hepática*.

Y a este propósito, el referido doctor dice que se requiere un serio plan trofoterápico para el hígado. Mientras el hígado funciona mal, la melancolía está alimentada, y el enfermo, atormentado.

Curar síntomas es calamitoso. Se debe siempre indagar la causa o etiología del mal y obrar sobre ella, pero con verdadero criterio trofoterápico, que es la verdadera terapéutica etiológica, en todos los casos de alteración funcional.

Abundante ensalada variada, dice el doctor Castro; mucha hortaliza que no gasifique, nada de leche, ni queso, ni huevos; mucha manzana, mucha zanahoria, abundante fruta jugosa y caldos alcalinizantes, cada día, es el verdadero camino a seguir.

El hígado y las enfermedades infecciosas

Durante el curso de la mayor parte de las enfermedades infecciosas, aun cuando no interesen directamente al hígado, puede notarse con frecuencia una participación de este último, debida a la acción de las toxinas liberadas por los gérmenes, de productos tóxicos formados por destrucción celular, de variaciones circulatorias, etc.

El hígado y los huesos

El sistema esquelético es poco afectado en las enfermedades hepáticas. Sólo tras largos períodos de bloqueo del flujo biliar, acusa su déficit de absorción de la vitamina D y del calcio; los *huesos* se hacen entonces *más frágiles* que normalmente.

EL HÍGADO ENFERMO

El hígado se interpone diariamente entre el hombre y la muerte. Si durante veinticuatro horas dejase de trabajar, la muerte sería inevitable.

Como ya hemos visto, el hígado está formado de millones y millones de células especiales, llamadas células hepáticas, que son las más atareadas de todas las pequeñas trabajadoras del cuerpo. Las células hepáticas trabajan en pequeños grupos llamados lobulillos; éstos tienen un milímetro de ancho y están separados uno de otro por septos muy delgados de tejido conectivo. En el centro de cada lobulillo hay una vena llamada intralobular. Estas venas, a su vez, se unen para formar otras más y más grandes, hasta que se reúnen en tres grandes venas llamadas hepáticas, y éstas llevan la sangre a una vena que desemboca en el lado derecho del corazón.

El producto de la digestión, el *quilo,* es absorbido por las venas a través de los intestinos para ir a reemplazar la sangre que se gasta. La sangre, cargada con material viviente, va a venas mayores hasta que todas ellas se reúnen formando una gran vena, llamada la *vena porta,* o puerta, nombre que le dieron los antiguos médicos, ya que ésta era como la entrada del cuerpo.

La vena porta penetra en el hígado y distribuye la sangre rica en alimento a cada lobulillo de este interesantísimo órgano; luego la sangre se escurre por entre las células hepáticas del lobulillo hacia el centro, donde la recoge rápidamente la vena central del lobulillo, continuando luego su curso por el cuerpo. Mientras la sangre se cala por entre las células hepáticas, que pueden llamarse los inspectores del alimento, éstas permiten el paso de alimento propio para edificar, pero los venenos y desechos son destruidos y expulsados por los conductos biliares.

El hígado es un fiel portero, que recibe el alimento para las necesidades del cuerpo e inspecciona cada porción rigurosamente.

La bilis —ya lo hemos visto— es un líquido verde-amarillento que las células hepáticas separan de la sangre y que es llevado a la vejiga de la hiel para ser guardado, o que mana en el duodeno al mismo tiempo que el alimento atraviesa el píloro. La bilis, aunque es un desecho, está formada por las células para auxiliar la digestión. El fabricante que halla medios para aprovechar los desechos de su fábrica hace las mayores ganancias. Así, el cuerpo toma un líquido que lo envenenaría si fuese llevado a la circulación general y lo emplea en preparar los materiales que reparan y construyen los tejidos. Algunas veces, la bilis es absorbida por el intestino una y otra vez hasta que se vuelve verdinegra y «amarga como la hiel». Recorre un pequeño círculo, quedando así alejada de la circulación general, pues está cargada de venenos que producirían la depresión mental y física si penetrasen en la sangre.

Los griegos relacionaban la gran depresión de los espíritus con los desórdenes del hígado, y de aquí el término «melancolía», que significa bilis negra. Es indudable que el hígado inactivo y recargado ha sido causa de muchas muertes instantáneas por haber producido el deseo de la propia destrucción.

Todo el alimento absorbido y llevado al hígado no pasa inmediatamente a la sangre, pues en ésta no se encuentra el almidón o fécula como tal, que es absorbido como maltosa invertida y llevada al hígado donde se cambia nuevamente en fécula, llamada esta vez almidón del hígado, almidón animal o glicógeno, que se almacena en él, y cuando el cuerpo la necesita, se cambia en azúcar y pasa a la sangre.

El hígado es un sabio administrador que almacena para «un día de lluvia». En el hígado, en los músculos y bajo la piel hay bastante alimento almacenado para sostener todas las funciones del cuerpo por muchos días; por tanto, no hay peligro de morir de hambre por una cena que se omita o se olvide.

El hígado sirve de importante almacén donde se guarda el alimento para cualquier contingencia. En él se guardan las reservas para los músculos y demás órganos del cuerpo. El hígado obra a modo de furriel para los músculos; cada vez que un músculo se contrae, el hígado le distribuye cierta cantidad de almidón hepático en forma de azúcar; de lo que se desprende que el ejercicio es absolutamente necesario para la salud y actividad del hígado. Imagínese el estado del hígado de quien come sin restricción y hace vida sedentaria.

El hígado no sólo es un portero, un administrador y un almacén, sino que es un hábil químico que actúa de atento vigía contra los venenos.

Los venenos, por sutiles que sean, no pueden engañar a las células hepáticas, que están siempre alerta ante todas las sustancias que pueden lesionar o destruir el cuerpo. En el canal alimenticio puede introducirse alimento o bebida conocidos como perjudiciales, pero cuando los tales penetran en este curioso órgano donde hormiguean los inspectores del alimento, quedan detenidos inmediatamente, porque las trabajadoras del hígado miran como enemigas todas las sustancias perjudiciales, y hacen cuanto pueden para tenerlas a raya o descomponerlas en sustancias menos peligrosas.

El poder que tienen las células hepáticas de destruir los venenos está constantemente reconocido por los médicos. Un medicamento inyectado bajo la piel va, tal como es, directamente hacia el cerebro o al corazón y de aquí que produzca más rápido y poderoso efecto. El mismo medicamento tragado es mucho más lento en su acción y se necesita una dosis más crecida, ya que el hígado ha de destruir parte de ella, porque una parte ya la neutraliza el hígado.

Sin embargo, la facultad destructora del veneno tiene un límite para el hígado. Como regla general, las células hepáticas están recargadas de trabajo. Muchos comen más de lo necesario, de modo que estos fieles inspectores han de hacer más de lo que pueden, y se deslizan muchas cosas en la sangre sin haber sido examinadas. Además, el hígado resulta cansado por el constante y excesivo trabajo, se retrasa y finalmente se desanima por completo. Entonces viene la *toxemia,* que significa el estado séptico o propenso a la putrefacción de la sangre, llamado por algunos biliosidad. Al bilioso, a la persona malhumorada, suele decirse que «se le pudre la sangre». Vemos, pues, que esta acepción popular no es tan de sentido figurado como pudiera creerse. Realmente, al que acumula bilis, sea por causas puramente físicas (excesos en el comer y en el beber), sea por motivos de índole moral (disgustos, odio, rencor, envidia, temor) ciertamente se le pudre la sangre.

Cuando las trabajadoras hepáticas se retrasan en su trabajo todo el cuerpo se resiente de ello. Comer muchos dulces y pasteles, o grandes cantidades de azúcar con leche, o chocolate, hace que las células del hígado giman grandemente bajo sus cargas. Están tan embarazadas por la sangre, que difícilmente pueden trabajar; y lo que es peor: el hígado está tan repleto de sangre, que ésta queda retenida en el estómago, en el intestino y en el bazo, produciendo la dispepsia.

El comer con exceso y por gusto, simplemente porque las cosas tienen buen sabor, es causa de gran pérdida de fuerza y energía para todos los órganos digestivos. Quitarle fuerza al cuerpo en esta forma es tan delictuoso como robar al vecino, y el castigo es igualmente seguro aunque se dilate.

Los enfermos consultan con frecuencia a los médicos sobre la inactividad de sus hígados. «¿No podría darme algo para que mi hígado trabajase mejor?», es la pregunta a menudo formulada. Un hígado cansado se parece muchísimo a un caballo que ha trabajado con exceso; necesita descanso y que se le aligeren las cargas. Ayúnese uno o varios días y el hígado cumplirá de nuevo sus deberes con renovado vigor.

¿Por qué enferma el hígado?

Como todos los órganos esenciales para la vida del cuerpo, el hígado es muy resistente y difícil de enfermar. Sin embargo, los continuos desarreglos digestivos, que dan lugar a la formación de productos tóxicos, irritan, congestionan y degeneran los tejidos de este órgano que debe retener esos productos para expulsarlos por la bilis. Alcohol, drogas, el exceso de grasas y los condimentos excitantes irritan el hígado y dificultan sus funciones.

El *estreñimiento* es el *mayor enemigo* del hígado. Con buenas digestiones no hay enfermedad del hígado ni de la vesícula biliar.

Las enfermedades del hígado

Las enfermedades del hígado son numerosas, pero sus causas vienen a ser, en su conjunto, las mismas, y pueden resumirse así: trastornos digestivos producidos por una alimentación demasiado abundante y antinatural, que obliga al hígado a un trabajo forzado.

Insuficiencia hepática. Esta dolencia se da cuando el hígado no alcanza a realizar todo su cometido. En realidad, en toda enfermedad del hígado se da, de una forma u otra, la insuficiencia; pero también puede haber insuficiencia en un hígado aparentemente sano.

Generalmente, el hígado se debilita por exceso de trabajo; esto pasa en los que comen y beben mucho. Pero a veces se trata de una predisposición constitucional que se transmite por herencia.

Los *síntomas* dependen de la función hepática que se ve más afectada. Así, cuando la insuficiencia afecta a la producción de bilis, predominan las malas digestiones, especialmente de las grasas; cuando la insuficiencia afecta a la función transformadora de los azúcares, aparece diabetes; cuando la insuficiencia se refiere al poder del hígado de destruir venenos, el paciente queda mal protegido contra las intoxicaciones y las enfermedades infecciosas.

Cuando la insuficiencia es crónica, el color de la cara del enfermo es pálido amarillento, se fatiga fácilmente, el pulso es lento, se torna huraño y taciturno, padece dolor de cabeza, picor, erupciones de la piel; tiene sueño después de las comidas e insomnio por las noches, vómitos de bilis al levantarse, gusto amargo durante el día, acidez de estómago, eructos agrios. Generalmente, hay falta de apetito. Hay tendencia a las varices y a las almorranas.

Congestión del hígado. La circulación de la sangre en el hígado puede perturbarse por varias causas, estancándose entonces la sangre en dicho órgano y produciéndose su congestión.

La congestión aguda se debe por lo general a algún error en el régimen, como el comer demasiado, las combinaciones impropias, el uso excesivo de alcohol, o bien fiebres agudas, especialmente la tifoidea y la palúdica. La congestión crónica se debe generalmente a las enfermedades crónicas del corazón, pulmones, estómago y riñones.

Los síntomas de la congestión son: dilatación del hígado acompañada de sensación de peso y languidez. Se experimenta dolor o sensibilidad sobre el hígado, la lengua generalmente está sucia, el aliento fétido, se siente a menudo dolor de cabeza y puede haber náuseas y vómitos.

Ictericia. Se da este nombre a la presencia de bilis en la sangre, que la reparte por todo el cuerpo, coloreando de amarillo la piel y el blanco del ojo, coloración que varía desde el amarillo limón al amarillo rojizo.

Pueden ser sus causas: catarro intestinal, cálculos biliares, exposición al frío y a la humedad, errores en el régimen, fiebre palúdica, tifoidea, obstrucción portal, enfermedades del corazón y de la sangre, anemia.

El blanco del ojo está teñido de amarillo, y a veces toda la piel tiene un color amarillo brillante. Los desarreglos gástricos son con frecuencia notables y algunas veces hay ligera fiebre. Las deposiciones son de color arcilloso, la orina oscura y contiene pigmentos biliosos y ácidos. A veces la piel escuece intensamente. Puede haber dolor de cabeza, vértigo, irritabilidad de la mente, estupor, insomnios, y los objetos pueden aparecer amarillos a la vista. La duración es de cuatro a ocho semanas. Cuando la causa de la ictericia es algún proceso agudo como los referidos antes, la curación es fácil y más o menos rápida; pero si ella es debida a lesiones o tumores, la curación es más difícil.

Inflamación de la vesícula biliar. La principal causa de esta inflamación son las infecciones intestinales particularmente cuando proceden de un estreñimiento crónico; también puede provenir de una fiebre tifoidea, así como de cálculos biliares.

Sus principales síntomas son: fiebre alta y dolor al comprimir la vejiga de la hiel.

Cálculos biliares. Son acumulaciones de sustancias extrañas en la vesícula biliar.

Los originan desarreglos crónicos digestivos, llegando las materias morbosas a endurecerse hasta formar verdaderas piedras; hábitos sedentarios, falta de ejercicio, alimentos por demás sazonados, régimen de carne, vestidos impropios, cinturones estrechos. El mortífero *estreñimiento* es también origen de esta dolencia.

Síntoma inequívoco de esta afección es el cólico hepático. Éste revela la acción del organismo empeñado en expulsar alguna piedrecilla que, al pasar por el conducto que vacía la bilis en el intestino, roza sus delicadas paredes, produciendo penosísimos dolores en la parte derecha del vientre bajo las costillas. Además del dolor, generalmente hay vómitos y mareos.

«La medicina –dice el profesor Lezaeta– desentendiéndose de la causa de esta afección, opera para extraer la vesícula biliar, con lo que sin suprimir el origen de la dolencia, generalmente deja inutilizados organismos que antes eran sanos. Puedo afirmar que la extracción de la vesícula acorta diez años la vida».

Cólico hepático. Un cálculo situado en la vesícula biliar, por la contracción de ésta sale de la vesícula y entra en el conducto de la bilis, donde ve dificultado su paso por alguna de las causas siguientes: excesivo volumen del cálculo; cálculo que presenta aristas agudas; bilis espesa; inflamación del conducto; estrechamiento de éste por contracción. Así se origina el ataque de cólico que dura hasta que el cálculo consigue recorrer todo el conducto y llega al intestino, desde donde finalmente será expulsado con los excrementos.

Entre sus causas, tenemos las comidas excesivas, caídas, golpes y sacudidas que repercuten sobre la vesícula, emociones, disgustos, enfriamientos, etc.

El principal síntoma es un dolor muy súbito y agudo en la región del hígado, irradiando hacia la derecha, y que se siente a menudo bajo el omóplato derecho. El ataque sobreviene frecuentemente después de comer, puede durar varias horas o repetirse durante dos o tres días. Durante el ataque, el paciente puede vomitar, sentir escalofríos, pulso débil y sudor frío y viscoso. La ictericia de carácter benigno puede aparecer en dos o tres días.

Los cálculos biliares se toman con frecuencia equivocadamente por neuralgia del hígado, cólico renal, y aun apendicitis y neuralgia del estómago. A menudo el paciente se dirige al médico y le dice que tiene ataques de indigestión.

Los cálculos biliares o mal de piedra es más frecuente en las clases acomodadas y en los intelectuales que entre los obreros y gente de vida activa y sin grandes preocupaciones ni inquietudes interiores.

En la mujer los cálculos son mucho más frecuentes que en el hombre, lo cual está en relación con el embarazo, el parto y la lactancia, cosa perfectamente explicable si se tiene en cuenta que la mujer en estas épocas de su vida suele tomar una sobrealimentación excesiva, a base de muchos huevos, etc., y hace poco ejercicio.

Es evidente también la influencia de la herencia. Lo que se hereda no es la enfermedad, sino la predisposición a padecer cálculos. Seguramente la enorme extensión de esta enfermedad se explica por la herencia repetida de la predisposición, a la que se suma la vida antinatural.

Cuando el mal de piedra no es tratado de una forma eficaz, después de varios ataques de cólico la vejiga de la hiel se inflama e infecta. Aparecen entonces dolores casi continuos debajo de las últimas costillas del lado derecho, con períodos de relativa calma. El dolor se corre a la espalda y la paletilla. A temporadas las deposiciones son de color claro, lo que indica que un cálculo ha interrumpido el flujo de bilis al intestino.

Otras enfermedades. Dedicamos capítulo aparte a dos importantes enfermedades: la *cirrosis hepática* y la *hepatitis viral aguda*.

Tratamiento general de las enfermedades del hígado

El tratamiento general de las enfermedades del hígado se basa sobre dos puntos fundamentales: régimen y descanso.

Mediante un régimen alimenticio depurativo evitamos el recargo del organismo en sustancias extrañas y perjudiciales. La alimentación ha de ser rica en vitaminas, cuya falta o escasez es frecuente en los trastornos del hígado.

La *alimentación* se reducirá al mínimo indispensable para vivir, evitando rigurosamente los venenos, excitantes y condimentos y, sobre todo, las bebidas alcohólicas. Son utilísimos los vegetales y sus jugos crudos.

Es preciso *evitar el estreñimiento,* combatir las infecciones y tratar la diabetes, el artritismo y las enfermedades del corazón y de los riñones, si existen.

Hay que reducir las grasas en todas aquellas enfermedades del hígado en que haya escasez de bilis. En cambio, conviene tomar bastante cantidad de féculas y azúcares naturales (cereales, frutas, hortalizas, etc.), para que el hígado pueda aumentar sus reservas de azúcar. Sobre todo es necesario evitar las grasas animales.

En todas las afecciones del hígado, la *cura de limón* obra verdaderas maravillas.

Conviene muchísimo a estos enfermos jugo de alcachofas crudas y prensadas, o bien las alcachofas crudas en ensalada; también se recomienda el jugo de alfalfa en abundancia, el jugo de cebolla cruda y la cura de ajos.

Los enfermos del hígado necesitan un sueño reparador. En caso de insomnio, frecuente en las etapas avanzadas, tómese una infusión de 2 partes de manzanilla, 2 partes de hojas de boldo, 2 partes de tila, 1 parte de lúpulo y 1 parte de valeriana. Se prepara a razón de una cucharada sopera de la mezcla por taza de tisana en infusión. Una taza al ir a acostarse.

Al enfermo del hígado le conviene evitar las emociones desagradables, cóleras e inquietudes. Debe hacer ejercicio, particularmente los ejercicios respiratorios. Los enfermos muy fatigados, cuyo estado no les permita hacer gimnasia curativa, pueden beneficiarse de las fricciones generales de la piel hechas por otra persona y del masaje.

Congestión del hígado. Para descongestionar el hígado, lo primero es dejarlo descansar, sometiéndose el enfermo al ayuno por uno o dos días, siguiendo después dieta de frutas, alternando con ensaladas y sopas de verduras o cereales. Todas las curas de frutas son de gran utilidad para descongestionar el hígado.

Cirrosis hepáticas. Está especialmente indicada la cura de alcachofas. Otro tratamiento muy eficaz es la cura de limón integral: se comienza tomando uno o dos limones diarios, añadiendo uno más cada día hasta llegar a cinco o seis. El zumo se toma por separado, y la pulpa y la cáscara se rallan juntas y se mezclan con zanahoria rallada o con puré de plátano o de manzanas, pues de esta forma resultan más agradables de tomar, sin perder nada de su acción curativa. Se toman en ayunas o poco antes de las comidas.

Esta cura de limón integral se efectúa en semanas alternas, o bien durante tres semanas seguidas con siete días de descanso. Duración total: tres o cuatro meses.

En el tratamiento de la cirrosis hepática son igualmente muy eficaces los jugos de verduras crudas, aparte del ya mencionado de alcachofas, tales como tomate, apio, remolacha, pimiento, col verde, cebolla, etc.

Ictericia. Lo primero es normalizar la digestión mediante un régimen estrictamente vegetariano, siendo preferible el crudívoro: frutas crudas, jugo de éstas, especialmente de naranjas, uvas, manzanas y fresones.

Comer zanahorias, remolacha, lechuga, espinacas, achicoria, diente de león, etc. y su jugo; todo en estado crudo, preparado en ensalada con zumo de limón.

Al despertar y al acostarse bébase un vaso de agua de semillas de lino, maceradas desde el día anterior, para favorecer la eliminación de la bilis y facilitar las evacuaciones.

Inflamación de la vesícula biliar. Reposo absoluto. Dieta estricta de zumos de frutas. Fomentos en la región del hígado, renovados a menudo. Tratamiento general de las enfermedades del hígado.

Cálculos biliares. El régimen alimenticio es la parte más importante del tratamiento del mal de piedra. Con un régimen natural adecuado se corrige la tendencia a padecer cálculos, se evitan los ataques de cólico hepático y se cura la enfermedad.

El régimen alimenticio debe ser vegetariano. Pero en estado agudo es conveniente un medio ayuno con jugos de frutas frescas durante dos o tres días. Son preferibles los jugos de naranja, limón, pomelo, mandarina, etc. Un día se puede beber los jugos ya mencionados, y al día siguiente jugo de diente de león, de alfalfa, de ortiga, de achicoria y rábano.

Después de este medioayuno se puede seguir el régimen vegetariano, prefiriendo siempre las cosas frescas y crudas. Naturalmente, también son recomendables las sopas de cereales y de verduras. Cómase puré de patatas acompañado con cebolla y ajo.

Es muy conveniente la cura de limón. También es muy eficaz el jugo de diente de león. Ambos, alternados, son muy eficaces para combatir los cálculos biliares.

A los enfermos de piedras les conviene comer a menudo y poco cada vez, para que así se vacíe muchas veces la vesícula y no se estanque la bilis. Cena muy ligera, ya que una cena copiosa puede despertar un cólico hepático por la noche.

En las épocas de los ataques, los enfermos del mal de piedra deben tomar los alimentos y bebidas calientes, ya que el calor de los alimentos actúa de manera parecida a como lo hacen las aplicaciones calientes en el hígado. Es conveniente una hora de siesta después de cada comida principal.

Se evitarán los ejercicios fatigosos, los movimientos bruscos y violentos, especialmente del vientre, los golpes y sacudidas, caídas, saltos, trepidaciones, viajes en carruajes de mala suspensión o por malos caminos.

Un poco de gimnasia suave al levantarse y antes de cenar. Regularidad en las horas de sueño (nueve horas diarias). Levantarse cada día a la misma hora. Comer despacio, masticando bien, sin preocupaciones. Finalmente, y sobre todo, combatir el *estreñimiento*.

Cólico hepático. Reposo absoluto en cama. Durante el cólico no deben detenerse los vómitos ni la diarrea. Durante las primeras veinticuatro horas, el paciente sólo ingerirá agua pura en la medida de su sed. En los días sucesivos, irá tomando progresivamente zumos de frutas, para llegar poco a poco al régimen general para las enfermedades del hígado.

Los dolores se calmarán aplicando amplias compresas alternas muy frías y muy calientes Estas compresas alternas no sólo calman el dolor, sino que ayudan a expulsar el cálculo. Un baño de asiento de calor creciente será también una gran ayuda.

Para ayudar la expulsión de los cálculos cuando no son graves, conviene tomar al acostarse unos cien gramos de aceite puro de oliva y, al despertar, una fuerte dosis de aceite de ricino.

LA CIRROSIS HEPÁTICA

La cirrosis hepática es una de las más terribles enfermedades
que pueden afectar a los grandes bebedores alcohólicos;
si no se interviene a tiempo, se hace incurable.

La enfermedad del hígado por antonomasia

Aunque la hepatitis viral sea la afección más difundida, la cirrosis hepática es la enfermedad del hígado por antonomasia; además de ser la más grave, es el resultado de varias enfermedades hepáticas que, en lugar de curar, han evolucionado hacia la cronicidad.

«Cirrosis» es un término genérico, poco expresivo, tan mal definible en su significado que las explicaciones dadas por varios autores son un tanto discordantes. El término fue creado por Laënnec, ilustre clínico parisiense del pasado siglo, al vulgarizar una palabra griega: *cirrós*, que significa «amarillo», por el color que adquiere el hígado en la cirrosis llamada de Laënnec.

En todo caso, como se ha dicho, no se trata de una enfermedad unitaria, sino del final de diversas formas patológicas que más o menos provocan las mismas lesiones en el hígado; éstas consisten, esencialmente, en la muerte de una importante cantidad de células hepáticas. La especie de vacío que se ha creado se llena con tejido conjuntivo y con nuevas células hepáticas, pero dispuestas desordenadamente y producidas en exceso; se origina así un desequilibrio de toda la estructura del órgano, especialmente por cuenta de los vasos que lo riegan. Veremos luego estos fenómenos en sus detalles. De todos modos, digamos en seguida que se trata de fenómenos irreversibles.

Para dar un poco de orden al tema, hay que distinguir entre las diversas formas que se clasifican bajo el nombre de cirrosis, si bien, en la realidad clínica, los distintos cuadros se confunden.

Aunque no hay acuerdo entre los diversos autores, adoptaremos la clasificación más generalmente aceptada. En esta clasificación se distinguen una *cirrosis septal*, una *posnecrótica* y una *biliar*. La cirrosis septal y la posnecrótica se incluyen también bajo el nombre de *cirrosis de Laënnec*, de la cual hablaremos ahora.

La enfermedad de los bebedores

Quisiéramos que los grandes bebedores de vino, licores o cerveza (incluyendo, naturalmente, los bebedores de whisky, quienes acostumbran a sostener la peregrina y absolutamente falsa idea de que este licor no perjudica apenas [?], acogiéndose a la tolerancia de ciertos médicos), leyeran estas páginas y meditaran a fondo sobre ellas, porque ya está irrefutablemente demostrado que el alcohol tiene una parte predominante de responsabilidad en la cirrosis.

Es importante saber que cuando los síntomas empiezan a presentarse, la enfermedad está ya en marcha y, desgraciadamente, ya no es posible curarla de modo definitivo, sino sólo detener su evolución.

El comienzo de la cirrosis es insinuante y lento; en la intimidad de los procesos biológicos, que en gran número se entrelazan en las células hepáticas, algo se desvía de la normalidad en cierto momento. Qué es este «algo» no se sabe todavía. Especialmente por lo que respecta a la cirrosis septal, el primer paso es la acumulación de grasa en el hígado, que las células que lo sufren no consiguen ya metabolizar y, por lo tanto, eliminar. En este punto, el proceso sería perfectamente reversible si se interviniese con medidas higiénicas adecuadas y tratamientos apropiados, pero los síntomas son pocos y generales: falta de apetito, especialmente para la carne y los alimentos grasos, digestión, a menudo, lenta y laboriosa, alternando con diarrea y estreñimiento y algunas náuseas, por la mañana, con sensación de boca «pastosa», a lo que no se da mucha importancia.

En caso de que se vaya al médico, éste comprobará que el hígado está ligeramente aumentado, pondrá algún tratamiento y recomendará sobre todo no beber; pero los síntomas no son graves y la tentación es fuerte, por lo que, tras un breve período de restricción, se reanuda la vida de antes… y la enfermedad prosigue y se agrava.

Desgraciadamente, la aparición de síntomas más graves no es previsible. Puede producirse de golpe o con una agravación más o menos rápida del estado general. La gota que hace derramar el vaso puede ser una hemorragia interna, una infección vulgar (una gripe, una bronconeumonía), un trastorno alimenticio, un exceso de trabajo o, a menudo, un buen trago, y se pasa así la fase de la llamada «cirrosis descompensada».

El poco apetito que quedaba desaparece definitivamente, el paciente se siente cansado y pierde peso, a no ser que retenga agua en los tejidos, cosa que generalmente sucede. El impulso sexual disminuye, hasta llegar, a veces, a la impotencia. Frecuentemente aparecen náuseas y vómitos, especialmente por la mañana en ayunas. Los gases intestinales aumentan de modo destacado, y esto es un pésimo signo; se trata, en realidad, según un viejo aforismo, «del viento que precede a la lluvia», y la lluvia está a punto de llegar. Se nota con sorpresa que se orina más de noche que de día, hasta que aparece el síntoma más llamativo y más grave: la ascitis.

La ascitis

El enfermo se da cuenta de que el vientre comienza a hinchársele de forma alarmante, mientras que disminuye la cantidad de orina diaria, que tiene un color oscuro característico.

El abdomen se pone cada vez más tenso, hasta alcanzar el límite máximo de distensión de la piel. El enfermo adquiere un aspecto casi grotesco. Los trastornos derivados de esta incómoda situación son imaginables: sensación de tensión y de hinchazón abdominal y, sobre todo, dificultad respiratoria. El líquido, al comprimir el diafragma, limita sus movimientos haciendo casi imposible la respiración normal.

¿De dónde viene todo este líquido? Los factores que, complementándose mutuamente, llevan a la ascitis son múltiples. Aquí los indicaremos de pasada.

Entre sus múltiples misiones, el hígado tiene la de construir casi todas las proteínas del organismo, especialmente las albúminas. Naturalmente, dadas sus ineficaces condiciones de funcionamiento, el hígado cirrótico formará menos albúminas que el hígado normal. Una característica típica de las albúminas (características que las otras proteínas poseen en menor medida) es la de ser muy hidrófilas, es decir, de ligarse a una notable cantidad de agua. Puesto que las albúminas que circulan en la sangre son pocas, la cantidad de agua que pueden retener en el torrente circulatorio será escasa; la restante quedará en los tejidos, incluso en la cavidad delimitada por las dos hojas peritoneales.

Otra función que el hígado cirrótico realiza de manera insuficiente es la destrucción de algunas hormonas, entre las que están la *aldosterona,* producida por las glándulas suprarrenales y, en menor medida, la adiuretina, segregada por la hipófisis, las cuales, además, en la cirrosis se forman en cantidad excesiva. Ambas hormonas actúan sobre el riñón, produciendo una eliminación disminuida de agua a través de la orina y, por lo tanto, contribuyen, reteniendo el agua, a la acumulación del líquido ascítico. En cualquier caso, todo esto puede bastar para explicarnos los edemas, es decir, la hinchazón que a veces presenta el cirrótico en los tobillos, pero no nos aclara la imponente acumulación de líquido concentrado en la cavidad abdominal, que constituye precisamente la ascitis. En efecto, hay un último factor que juega un papel determinante en su formación, aun cuando por sí solo no sea capaz de provocarla: la hipertensión portal.

Para comprender la génesis de esta última, es necesario detenernos un poco en lo que pasa en un hígado durante su evolución progresiva hacia la cirrosis.

Cómo es un hígado cirrótico

Cada uno de los tres tipos de cirrosis que hemos citado: la septal, la posnecrótica y la biliar, se caracterizan por algunos aspectos anatómicos y patológicos bien determinados, pero todos, y especialmente los dos primeros, tienen características fundamentales que los hacen semejantes.

A simple vista, un hígado afecto de cirrosis septal se presenta aumentado de volumen (o disminuido si estamos en la fase final de la enfermedad), con una superficie finamente granulosa, mientras que en la cirrosis posnecrótica puede aumentar de volumen o no y siempre tiene una superficie irregular y groseramente abollada.

Examinando al microscopio la toma biópsica, se observan los efectos más reveladores. Toda la estructura del órgano aparece caótica. Los lobulillos hepáticos, ordenadamente dispuestos en el individuo normal, ya no existen o están a punto de desaparecer; los septos del tejido conjuntivo, cuya misión fisiológica es la de construir el esqueleto del órgano, es decir, su aparato de sostén, van en todas direcciones, en completa anarquía; la disposición vascular es todavía más desordenada. Por todas partes se ven grupos de células dispuestos de forma concéntrica, como en los lobulillos normales, pero sin vena en el centro y sin una precisa uniformidad de distribución: son los «pseudolobulillos» (hermanos menores de las gibosidades que hemos visto en la superficie del hígado posnecrótico y de las granulaciones de la cirrosis septal), que representan los llamados nódulos.

Todas estas formaciones constituyen la tentativa hecha por las células hepáticas de reparar el daño sufrido, proliferando y engendrando nuevas células, pero que se disponen de forma desordenada y, sobre todo, se producen en exceso.

Hemos visto cómo la ascitis es una manifestación característica de la cirrosis, y cuáles son las alteraciones del hígado debidas a ella. Veremos ahora cómo la ascitis es una consecuencia de las modificaciones hepáticas debidas a la cirrosis y, en particular, de la hipertensión portal.

La hipertensión portal

El estado alterado del hígado, a consecuencia de la cirrosis, es causa de la hipertensión portal. La perturbación de la estructura de los lóbulos obstaculiza la progresión de la sangre procedente del intestino; como resultado, aumentará la presión en la vena porta.

El tejido conjuntivo neoformado, pero sobre todo la superabundante proliferación de pseudolóbulos, destruye parte de la circulación hepática y obstaculiza la restante, en especial las pequeñas ramificaciones intralobulares de las venas hepáticas, cuya misión es la de recoger la sangre que sale del hígado. Si éstas se hallan parcialmente bloqueadas, está claro que la sangre encontrará notables dificultades para fluir del hígado y tenderá a estancarse.

Como la «porta» es una gruesa vena que envía al hígado toda la sangre procedente del intestino y del bazo, la sangre portal entrará dificultosamente en un hígado en tan malas condiciones circulatorias; en consecuencia, al aumentar las resistencias con que tropieza, aumenta la fuerza empleada para vencerlas, por lo cual en la región portal se crea una hipertensión. Por mediciones ejecutadas en la vena porta de los cirróticos se ha podido comprobar que la presión sobrepasa los valores normales, inferiores a 22 cm de agua, hasta valores que oscilan entre 25 y 60 cm de agua.

Sí, volviendo al problema de la ascitis, examinamos en su conjunto los factores que intervienen en su aparición, lograremos comprender fácilmente el fenómeno: las hormonas excedentes (la aldosterona y la adiuretina) retienen agua a través del riñón; ésta tiende, sin embargo, a escapar del árbol circulatorio por la deficiencia de albúminas hidrófilas; si, además, esta tendencia se halla reforzada por la alta presión con que la sangre corre en los vasos, como sucede al nivel del hígado, el agua, junto con algunas proteínas y sales, saldrá de los vasos en notable cantidad, hasta el punto de determinar una verdadera filtración hepática. En otros términos, el hígado exuda continuamente un líquido, que cae gota a gota en la cavidad abdominal y que, al acumularse, origina la aparición de la ascitis.

La circulación colateral. A la hipertensión portal ha de atribuirse otro síntoma de la cirrosis, sin duda de los más graves: la constitución de una circulación colateral, con formación de *varices* (se llama variz a un trozo de vena dilatada, que se espesa y alarga) a la altura del esófago. Hay que tratar también este punto, que representa una espada de Damocles sobre la cabeza del cirrótico.

Se ha dicho que como la sangre portal corre con dificultad en el hígado, se produce en la vena porta un considerable aumento de presión. En consecuencia, la sangre impelida con fuerza, intenta dirigirse hacia nuevas vías, por las que discurra más fácilmente. Hasta aquí no hay nada malo; al contrario, veremos que el cirujano practica, como terapéutica, operaciones en que se realizan precisamente condiciones semejantes. Con esta espontánea medida de urgencia, el hígado queda, en efecto, un poco aliviado de la oclusión de sangre a que está sometido; pero hay una complicación: una de las vías nuevas que la sangre encuentra es la vena coronaria estomática, afluente de la porta, a través de la cual se encamina hacia las venas esofágicas, y después a la vena cava superior.

Las venas esofágicas son un punto débil; algunas veces no soportan el exceso de presión a que la nueva sangre que afluye las somete; sus paredes ceden y se forman varices, en todo similares a las que aparecen en los miembros inferiores. Naturalmente, estas varices sobresalen hacia el conducto del esófago, por lo cual una compresión traumática (por ejemplo, un bocado de comida grande y duro) o, con más frecuencia, una úlcera péptica que digiera la mucosa superficial, destruyéndola, puede provocar su rotura; sobreviene así al cirrótico, que disfrutaba de buenas condiciones de salud, una peligrosa hemorragia interna. Detenida ésta, los problemas no acaban; con un accidente de este género, el cirrótico queda descompuesto y empieza, por lo tanto, el problema de la terapéutica de fondo en un individuo notablemente anémico. Además de las varices esofágicas, cuya presencia puede apreciarse en una radiografía, otras consecuencias del establecimiento de la circulación colateral son las hemorroides y la dilatación de las venas superficiales abdominales.

Aumento del volumen del bazo. También como resultado de la hipertensión de la vena porta, el bazo aumenta a menudo de volumen. No se conoce todavía el mecanismo, pero de cualquier modo es un hecho cierto que el bazo, cuando crece, ejerce una acción de bloqueo sobre la médula ósea, inhibiendo su actividad de reproducción de los glóbulos rojos, de los glóbulos blancos y de las plaquetas.

La escasa formación de glóbulos rojos –en cuya determinación interviene asimismo, una deficiencia de ácido fólico (sustancia que estimula la formación de eritrocitos)– y una excesiva destrucción de los propios glóbulos traen como consecuencia la anemia, que disminuye, en general, la resistencia física, por lo que no es, ciertamente, la mejor situación para que el individuo pueda superar una eventual hemorragia.

La disminución de los glóbulos blancos, además, hace menos rápidas las defensas orgánicas en la destrucción de los gérmenes que pueden atacar el organismo El cirrótico, en efecto, se muestra bastante débil frente a las invasiones bacterianas, y más sensibles que los demás a las formas infecciosas.

Finalmente, la carencia de plaquetas, cuya acción ocupa un lugar indispensable en el mecanismo de coagulación de la sangre, se deja sentir en la anormal facilidad para las hemorragias que, con frecuencia, presentan los cirróticos. Pero, a decir verdad, este hecho es debido simultáneamente a la deficiencia de otras sustancias que intervienen en el mecanismo coagulador (protombina, proacelerina, proconvertina), y a cuya producción está destinado el propio hígado.

En la práctica, esta alteración tiene algunas consecuencias: episodios intermitentes de expulsión de sangre por la nariz, propensión a sangrar por las encías (durante la limpieza de los dientes o, a veces, espontáneamente) o emisión de sangre con las heces. En este caso, no siempre es visible la sangre como tal; si la pérdida hemática no ocurre en la parte baja del tubo digestivo, esto es, en las hemorroides o en el recto, y si no es considerable, el único signo revelador será el color particularmente oscuro, a veces literalmente negro, de las heces.

El cirrótico, afligido por los trastornos de que hemos hablado, está delgado, y su delgadez, especialmente marcada en los miembros inferiores, resulta todavía más evidente por contraste, si existe ascitis. En general, la piel tiene un característico color llamado terroso, más oscuro de lo normal, con un matiz que está entre el gris y el marrón. A veces existe ictericia y, en este caso, la piel es de un color amarillento o francamente amarillo. Pero aun cuando no exista la ictericia, se nota un tono amarillento en los ojos. Especialmente en la nariz y en las mejillas existe a menudo el enrojecimiento característico de los bebedores, y la región está constelada de minúsculos puntos de un color rojo vivo. El fenómeno se observa a veces también en las palmas de las manos y en las plantas de los pies.

Otro síntoma frecuente, si bien no es característico de la cirrosis, es la aparición en la cara, cuello, dorso y tórax de las llamadas «estrellas névicas», pequeños *angiomas* (vulgarmente llamados «antojos de vino»), ramificados, con un diámetro de 3 a 10 milímetros.

También el sistema pelífero se resiente del estado general y el vello se cae a menudo, especialmente en las axilas.

Todos estos síntomas se atribuyen a alteraciones de tipo endocrino, es decir, al desequilibrio que se crea entre las diversas hormonas por ese complejo de modificaciones que produce en el organismo el funcionamiento alterado del hígado. El color terroso de la piel, debido a la acumulación en ella de una sustancia pigmentada, la *melanina,* parece debido a un desequilibrio de una glándula de asiento intracraneal: la hipófisis.

El enrojecimiento facial, los eritemas, las estrellas névicas y la caída del vello, así como la disminución del deseo sexual y la ginecomastia (es decir, el engrosamiento de las mamas) en el varón, se atribuían todos a un exceso de hormonas estrogénicas, que son hormonas sexuales feminizantes. Muy recientemente esto se ha puesto en duda; porque en muchos cirróticos no ha sido posible poner de manifiesto un auténtico aumento de estas hormonas.

Como ya hemos dicho, la enfermedad al principio suele pasar completamente inadvertida. Generalmente el enfermo sólo se da cuenta de ella cuando aparecen síntomas importantes, como la ascitis o hinchazón del vientre, el color terroso de la piel, etc. El hígado va volviéndose duro y pequeño.

Antes de estas manifestaciones, las molestias son tan pocas que no suele darse importancia a la enfermedad. De todos modos, si se hubiera acudido al médico al notar las primeras molestias antes de aparecer los síntomas graves, se habría podido diagnosticar la enfermedad a tiempo. Estas primeras molestias suelen ser: inapetencia, gases intestinales, vómitos, diarreas, etc.

Las causas

Hemos examinado con bastante amplitud los síntomas. Pero, ¿por qué se produce una perturbación tan considerable en el organismo? ¿Cuáles son las causas desencadenantes?

Ya hemos aludido al alcohol como principal acusado, y en esto todo el mundo está de acuerdo. Las dudas comienzan cuando se trata de explicar cómo actúa el alcohol. Al principio se pensó en una acción tóxica directa del alcohol etílico contenido en el vino y en otras bebidas sobre el hígado. Pero luego la cuestión se ha complicado. Por ejemplo, se ha observado que, si a los animales se les administra, en lugar de alcohol, azúcar en cantidad igual desde un punto de vista calórico y se reduce en su dieta el contenido de *colina* y *demetionina,* sustancia cuya acción hepatoprotectora es bien conocida, se obtienen prácticamente los mismos resultados, es decir, un hígado graso, que sabemos que es la antecámara de la cirrosis. Luego, puesto que el azúcar no es tóxico, se ha pensado que también en el hombre adicto al alcohol se puede establecer una falta de sustancia con acción protectora sobre el hígado, especialmente en lo que respecta a la acumulación de grasa en él.

A la vista de los conocimiento actuales, las cosas parecen estar de la siguiente manera: el alcohol tiene una acción directamente lesiva sobre el hígado, probablemente a través de las modificaciones circulatorias que produce en él, que pueden provocar, durante el estado de etilismo agudo (es decir, durante una borrachera), incluso la muerte de algunas células hepáticas.

De importancia fundamental y, probablemente mayor, es, sin embargo, la carencia de sustancias con acción hepatoprotectora, carencia que el alcohol provoca indirectamente. Como hemos dicho, el cirrótico no tiene apetito, come con desgana. Además, el alcohol a la larga provoca la aparición de gastroduonenitis y de pancreatitis crónica. La alimentación escasa y a menudo irracional contribuye a crear el terreno más apropiado para el establecimiento de la enfermedad.

La sífilis es otra causa posible.

Aparte del alcohol, son muchos los venenos que pueden producir la cirrosis, como por ejemplo, una intoxicación medicamentosa, profesional o accidental. Pero una de las causas más frecuentes es la *intoxicación intestinal* producida por una *alimentación antinatural,* con exceso de carnes y pescados, desequilibrada, pobre en cereales, legumbres verduras, frutas, etc., y en vitaminas protectoras del hígado. Ciertos condimentos perjudiciales (mostaza, pimienta, clavo, nuez moscada, etc.) pueden ser causa de esta enfermedad.

La cirrosis es más frecuente en personas que han cometido excesos en su vida o en su alimentación. Casi siempre la aparición de la enfermedad las encuentra desprevenidas, porque, sintiéndose fuertes, no habían dado importancia a los primeros síntomas. También es probable que ninguna de las causas mencionadas, por sí sola, sea suficiente para producir esta enfermedad. Lo que suele ocurrir es que varias de estas causas obran sobre una misma persona a lo largo de los años, conduciendo finalmente a la cirrosis.

Otro gran culpable en la patogenia de la cirrosis, especialmente de la posnecrótica, es la *hepatitis viral.* Cuando no se trata bien, o no va seguida de una convalecencia oportuna, la hepatitis no cura completamente; pasa a la fase aguda, pero evoluciona hacia la cronicidad, y el paso desde ésta a la cirrosis es breve. Muchas células hepáticas son afectadas mortalmente, la parte restante, sana, empieza a construir nuevas células para reparar la pérdida, pero lo hace en exceso; se forman cordones conjuntivos que fraccionan el órgano, alterando su estructura, los pequeños vasos son comprimidos y destruidos, y he aquí que se ha formado el cuadro completo de una cirrosis.

Finalmente, existen casos de cirrosis en los que no es posible descubrir un factor causal. Pero si se piensa que, según estadísticas recientísimas, el 50 por 100 de las hepatitis se desarrolla sin ictericia y sin síntomas que llamen la atención de quien las padece, podemos explicarnos también estos casos.

La cirrosis biliar

Unas pocas líneas para este tipo de cirrosis, por lo demás, muy rara. Mientras que en la cirrosis de Laënnec el punto de partida es la lesión de las células hepáticas, aquí se lesionan las más finas ramificaciones de los conductos biliares, destinados a recoger la bilis producida por las células hepáticas y transportarla fuera del hígado, hacia el intestino. Hay algunos datos importantes que diferencian esta forma de las precedentes: la constante presencia de la ictericia, por ejemplo, que puede durar un largo período de tiempo, incluso algunos años, sin que el estado general del paciente se vea especialmente comprometido.

La ascitis (hinchazón) falta, mientras que está presente (aunque no en todos los casos) un síntoma exclusivo de este tipo de cirrosis: se trata de depósitos de grasa en la piel, los llamados *xantomas,* que aparecen como pequeñas manchas amarillentas, no elevadas (planas) o elevadas sobre el plano cutáneo (tuberosas). Estas manchas son reveladoras de un metabolismo alterado de las grasas, que afecta a todo el organismo, y cuya demostración más clara son los elevadísimos niveles alcanzados por el colesterol en la sangre. El hígado de estos enfermos es grueso, liso y de un color verde oscuro.

Esta forma puede mantenerse estacionaria un número variable de años, incluso más de diez, pero luego pasa gradualmente a los cuadros de la cirrosis de Laënnec, aparece la ascitis y las dos enfermedades se confunden.

Tratamiento

Ya debe estar bien clara la concepción de que la cirrosis es una enfermedad grave, de lo cual se deriva una consecuencia igualmente precisa: no es una enfermedad que hay que curar, sino prevenir.

Téngase en cuenta –dice el doctor Vander– que cuando aparecen los síntomas graves, como la hinchazón del vientre, la enfermedad ya lleva muchos años de duración, durante los cuales hubiera sido fácil curarla mediante un tratamiento adecuado. Por tanto, toda persona de treinta y cinco a cuarenta años de edad que note molestias digestivas y que haya sido bebedor o haya cometido excesos alimentarios, debe asegurarse de si existe o no un comienzo de endurecimiento del hígado, cosa que averiguará el médico. En caso de resultado afirmativo hay que comenzar en seguida un tratamiento integral acertado, que puede proporcionar la curación absoluta si se emprende en esta época de la enfermedad.

Una vez aparecida la hinchazón del vientre (ascitis) y las venas visibles en su piel, ya es más difícil conseguir la curación, aunque todavía es posible, siempre que se siga un tratamiento rigurosísimo. Hace falta un régimen integral, plena colaboración del enfermo con el médico; fe y buena voluntad para cumplir con el tratamiento.

Por lo que atañe al alcohol, bebido en forma de vino de poca graduación al final de las comidas y con mucha moderación, puede que no sea demasiado pernicioso, pero si se excede con cierta regularidad, se va al encuentro de perjuicios serios. No sirve hacer comparaciones con el acostumbrado octogenario que ha bebido durante toda su vida y está estupendamente, porque la tendencia a enfermar del hígado se hereda y no se conoce la escasa resistencia propia hasta que no se enferma, pero entonces es demasiado tarde para remediarlo. No es una novedad que la *moderación es la base sobre la que se funda la salud,* pero repetirlo no estará de más.

Por lo que respecta a la hepatitis (otra causa de la cirrosis), se deben seguir escrupulosamente los consejos que el médico da, para tener una buena convalecencia y permitir así que el hígado sane completamente. Será conveniente, además, cuando se presenten períodos de leves náuseas, de inapetencia, o cuando se note una coloración amarillenta en los ojos, someterse en seguida a una visita médica para bloquear una eventual hepatitis en su comienzo, o descubrir en su marcha, prácticamente desprovista de síntomas característicos, una hepatitis no acompañada de la manifestación ictérica.

El enfermo de cirrosis debe luchar con todas sus fuerzas contra la enfermedad. La cirrosis es caprichosa; a los momentos en que el mal se agudiza siguen otros, de pausa, que pueden durar algunos años, independientemente de la fase de la enfermedad, es decir, de si ésta lleva un curso de años o si está recién iniciada.

Existe la posibilidad por parte del médico de contener la enfermedad que avanza, con una condición irrevocable: que el enfermo colabore. El cirrótico, si quiere vivir, debe adaptarse rigurosamente al tipo de vida que el médico le trace. Su primer mandamiento será: no beber alcohol; el «beber poco» debe ser sustituido por el «no beber nada en absoluto».

La *dieta* tiene, asimismo, una importancia fundamental: el hígado debe intervenir en el metabolismo de todas las sustancias que introduzcamos con la alimentación. Hoy día, los entusiasmos por la dieta hiperproteínica, aconsejada por algunos autores, están un poco entibiados; se prefiere adoptar un régimen dietético equilibrado, constituido aproximadamente por 100 gramos de proteínas (quesos desnatados), 100 gramos de grasas, preferentemente aceite de oliva y, sobre todo, no fritas, y 300-400 gramos de carbohidratos; ensaladas y frutas frescas a discreción. Un detalle también importante; las comidas deben ser lo menos saladas posible.

La dieta será fijada en sus pormenores por el médico en cada caso; no se permite ninguna excepción.

Es importante la regularidad de la función intestinal; *hay que evitar el estreñimiento,* peligroso porque son reabsorbidas sustancias que serían eliminadas, obligando así al hígado a un trabajo excesivo, ya que los esfuerzos de la defecación pueden determinar la rotura de posibles varices esofágicas.

Evitar excesos de cualquier género, el frío y el contacto con enfermos de formas infecciosas. El cirrótico contrae con facilidad enfermedades de este tipo, que repercuten de modo extremadamente perjudicial sobre el hígado. Es conveniente, por lo tanto, prestar mucha atención a las pequeñas fiebres que, eventualmente, se presentan, acudiendo en seguida al médico, que recomendará, si hace falta, una protección antibiótica.

Finalmente, será útil hacer de vez en cuando una revisión, mediante los exámenes apropiados, de la situación hepática.

Aunque no es posible una curación completa de la enfermedad, si el cirrótico sigue los consejos, necesariamente genéricos, que hemos expuesto brevemente, así como los que su médico le proponga en relación con las prescripciones terapéuticas adoptadas, según las exigencias del caso específico, podrá vivir muchos años, llevando una vida normal o casi normal.

LA HEPATITIS VIRAL AGUDA

Si los ojos tienden a ponerse amarillentos, ¡atención!
Puede ser un virus, que está invadiendo el hígado.

La hepatitis viral aguda es una enfermedad conocida desde hace pocos años. Sólo con la *biopsia hepática,* es decir, con la toma, mediante punción, de un fragmento de hígado y su consiguiente examen al microscopio, se ha podido conocer lo que ocurre de anormal en el hígado durante la aparición y la evolución de los síntomas. Anteriormente, sólo a causa de las guerras se había llegado al conocimiento de esta infección del hígado. En las trincheras se declaraban, casi regularmente, epidemias de hepatitis, hasta el punto de que esta forma fue llamada también *ictericia de guerra.* Los casos eran muchos y, puesto que fatalmente algunos enfermos morían por causas bélicas, mientras la enfermedad estaba en curso, existía la posibilidad de examinar el hígado con la forma patológica en desarrollo.

Después de la Segunda Guerra Mundial, se pudo comprobar, documentalmente, que la enfermedad se debe a un virus: una minúscula acumulación de proteínas y ácidos nucleicos, no mayor de 26 millonésimas de milímetro.

Hasta entonces, el nombre oficial de la enfermedad era *afección íctero catarral*, debido a la convicción errónea de que la provocaba la entrada en el colédoco (el canal que lleva la bilis al intestino) de un tapón de moco producido por el duodeno, con la consiguiente obstrucción de aquél.

Las dos formas de hepatitis

Estudios recientes han mostrado que dos virus muy similares dan lugar a dos formas distintas de hepatitis aguda: epidémica y sérica. La resistencia de estos virus en el ambiente exterior es extraordinaria: a 10-20° C, permanecen vivos durante un año, aproximadamente. Las dos formas de hepatitis se distinguen por algunos caracteres, siendo el primero de todos la forma de transmisión de la enfermedad. La *hepatitis sérica* se adquiere con ciertos tratamientos; realmente, la única posibilidad de contagio está representada por jeringas y lancetas «pinchadedos» mal esterilizadas, de sangre o plasma de donante infectado, etc. Dado que el virus, llamado B o SH, parece que sale del cuerpo, para infectarse hay que entrar en contacto con sangre contaminada.

Hemos dicho que existe un segundo virus, el cual da lugar a la *hepatitis epidémica,* que ataca especialmente a los jóvenes. Se llama A o IH. Es eliminado del organismo por las heces y por tanto, puede difundirse rápidamente a través de contaminaciones del agua o contaminaciones alimenticias. El virus A es menos engañoso que el B. Este último, una vez que ha entrado en el organismo, dormita en él durante un período que va de un mes y medio a seis meses; pasado este tiempo, produce la enfermedad. También para el virus A pasa cierto tiempo entre el contagio y la manifestación de los síntomas, pero es más breve: de 14 a 40 días; además, el comienzo de la enfermedad es brusco.

Los síntomas

Una vez declarada la enfermedad, el curso es igual en ambos casos. Existe un período, llamado *prodrómico,* durante el cual se manifiestan síntomas vagos, que anuncian, con frecuencia, de forma no muy definida, la hepatitis. Se trata de formas parecidas a las gripales, que se presentan en las vías respiratorias, con enfriamiento, dolor de garganta, etc., acompañadas, frecuentemente, de fiebre. A estos síntomas se asocian otros más indicadores: desde la falta total de apetito hasta la repugnancia a todos los alimentos o sólo a algunos, especialmente si son grasos; náuseas permanentes, que se acentúan ante determinados olores o sabores, normalmente agradables, entre los cuales el más molesto es el humo; debilidad, unida a un prurito insistente y a dolor de cabeza. Éstos son los síntomas iniciales; el trabajo resulta cada vez más pesado, y se come cada vez menos, hasta que se hace el gran descubrimiento: la piel se va poniendo amarilla. En general, el primer indicio aparece en los ojos; el pigmento que se deposita sobre el blanco de la esclerótica destaca de modo especial.

¿Por qué la piel y las mucosas adquieren el tinte amarillo?

La hemoglobina contenida en los glóbulos rojos es liberada cuando éstos son destruidos, lo que ocurre, especialmente, en el bazo. Una vez libre, la hemoglobina es inútil y debe ser eliminada. Se llega a este resultado a través de determinadas etapas, entre las cuales el hígado es la más importante.

En condiciones normales, las células hepáticas recogen la bilirrubina, fruto de la primera transformación de la hemoglobina, la conjugan, es decir, la combinan con ácido glucurónico (realizando así uno de los principales mecanismos de desintoxicación del organismo) y la vierten en la bilis, con la que llegará al intestino y de aquí saldrá al exterior.

Si el hígado está lesionado, sus células ya no trabajan de la forma debida, y la bilirrubina se acumula en la sangre, yendo a depositarse en la piel, a la que confiere el característico color amarillo. Con la aparición de la *ictericia* (se llama así a la coloración amarilla de la piel), la fiebre, si existía, desaparece, mientras se agudizan los síntomas gastrointestinales, como las náuseas y los vómitos.

A menudo se nota una sensación de tirantez en la parte alta del abdomen, a la derecha: es el hígado, que ha aumentado de tamaño y, a veces, causa dolor.

El hígado, el órgano más afectado de todo el proceso, está trabajando activamente para salir con el menor daño posible de la invasión del virus. Éste ha atacado sus células y ha destruido una cantidad más o menos grande, según la gravedad del caso, sin seguir orden alguno. La disposición irregular de los grupos de células muertas ha hecho que este descubrimiento anatómico patológico se denomine *necrosis difusa*.

El hígado, después de un par de semanas, y superado el golpe, comienza a reparar los daños sufridos; las células restantes se dividen, dando lugar a células hijas que ocupan los sitios que han dejado libres las células muertas. Si la cantidad de tejido destruido no es grande, todo vuelve a la normalidad; en caso contrario, las cosas se complican. En el 80 por 100 de los casos, la curación es perfecta; en el 20 por 100 restante, se pasa a un estado subagudo que puede prolongarse durante meses.

La atrofia aguda amarilla

El índice de muertes causadas por esta enfermedad es muy bajo: el 0,2 por 100. Este pequeño porcentaje es debido a la hepatitis aguda con descompensación hepática, más conocida como *atrofia aguda amarilla* del hígado, una enfermedad muy grave, cuyos síntomas son muy virulentos. La muerte puede presentarse antes de que aparezca la ictericia, durante la ictericia, o tardíamente. Se trata de una invasión masiva de virus, que ataca y destruye completamente el hígado.

Recaídas y contagio

¿Puede enfermarse de hepatitis viral más de una vez? En líneas generales, sí, pero es necesario puntualizar. Ante todo, las recaídas son posibles; en este caso, la nueva enfermedad no es debida a una nueva infección, sino a una curación imperfecta, de la anterior. Se puede tener la certeza de que las recaídas no se producen tres años después de la curación de la enfermedad. Además, las dos formas de hepatitis tienen un comportamiento distinto; la epidémica deja una cierta inmunidad y, por tanto, después de haberla padecido, es difícil enfermar otra vez; por el contrario, la hepatitis sérica no deja ninguna protección, sino que incluso hace el terreno más favorable a la epidémica.

En cuanto al riesgo de contraer la enfermedad por el contacto con un enfermo de hepatitis, puede afirmarse que es nulo, si es una hepatitis sérica, mientras que es posible si se trata de la epidémica. El contacto directo no es peligroso; en cambio, sí lo es la manipulación de sábanas o ropas manchadas de heces o el uso del mismo baño. Hemos dicho que el virus es eliminado con las heces y hemos hablado de su resistencia; por tanto, serán necesarios una limpieza escrupulosa y buen sentido común para evitar los peligros.

Tratamiento

El tratamiento de la hepatitis viral aguda no es específico. Afortunadamente, se presenta en forma benigna en la gran mayoría de los casos. Base fundamental de la cura es el reposo absoluto en cama: al no poder ayudar eficazmente al hígado con medicinas, dejémoslo tranquilo, para favorecer su obra de defensa y reconstrucción. La actividad física precisa contracciones musculares, es decir, trabajo y, por tanto, producción de sustancias que el hígado debe eliminar, en un momento en el que sus fuerzas son muy escasas.

Prohibición absoluta de alcohol y tabaco. La dieta será abundante (sobre las 3000 calorías diarias); se evitarán las grasas, dando preferencia a los carbohidratos (arroz y pastas, condimentados con aceite, cereales, patatas, etc.) así como a las verduras y frutas, siguiendo el régimen general para las enfermedades del hígado. Es de gran eficacia la cura de zumo de alcachofas crudas.

El médico dirá cuándo puede reanudarse la actividad. No se tendrá prisa en comenzar el trabajo. La curación es lenta, y son necesarios todos los cuidados, porque si la enfermedad se hiciese crónica, sería difícil curarse completamente.

LA ALIMENTACIÓN
DEL ENFERMO DEL HÍGADO

Hay que velar por la buena salud del cuerpo. Toma con medida
los alimentos, las bebidas y los ejercicios que te sean necesarios.
Tu justa medida será la que te impedirá decaer.
También habrás de habituarte a un régimen puro y severo.

PITÁGORAS

Todos los que han pretendido definir la vida humana normal y hacerla más larga han hallado que la mayor parte de nosotros se suicidan sin saberlo comiendo demasiado. Obstruimos las calderas de nuestras máquinas a fuerza de alimentarlas.

Creéis que comiendo mucho adquirís más fuerzas, más salud, mayor bienestar. ¡Qué error! Muchos se «ceban» como cerdos en engordadero. No hacen más que intoxicarse. Innumerables alimentos son unos temibles venenos que proporcionan ficticia actividad y preparan los peores desastres orgánicos. ¡O peor aún! Es como si os dierais latigazos o pinchazos. Un día u otro pagaréis tales imprudencias. En primer lugar, cada vez tendréis más necesidad de esos estimulantes peligrosos a los que antes recurríais de tarde en tarde. Luego, a medida que aquellos latigazos se suceden, vuestra voluntad, que parecerá más potente, porque seréis coléricos, iracundos, disminuirá, y vuestro inconsciente se irá extendiendo más fácilmente sobre un terreno cada vez más vasto.

El ser humano que se sobrealimenta ya no puede dominar las fuerzas oscuras que mandan en sus órganos. Enloquece ante el peligro. No sabe resistir más a sus deseos aun cuando los sabe funestos.

Puede decirse que la mayor parte de nuestros males provienen de una alimentación excesiva en cantidad, deficiente o antinatural.

Comemos demasiado.

Comemos mal.

Para el castigo en la cantidad, es fácil ver el castigo que semejante abuso nos ocasiona. Los alimentos se atascan en nuestro tubo digestivo; de ahí esas dilataciones de estómago, tan frecuentes en nuestros días. Los alimentos se amontonan en el intestino, en donde son poco, o mal, o nada asimilados; fermentan, y este fenómeno trae la producción de toxinas, que pasan al organismo y crean en él toda clase de miserias.

Ese lento envenenamiento no tarda en tomar una forma general y enturbiar más o menos completamente toda la economía humana. El organismo sobreexcitado por exceso de nutrición se hace nervioso y febril, apto para todas las enfermedades.

Queda por determinar la calidad de los alimentos a ingerir.

Aquí es preciso además romper con largas y tenaces costumbres, si se quiere obtener a la vez unos resultados de orden psíquico y una certidumbre de longevidad.

Un perjuicio corriente es que aquellos que quieran activar la marcha de su máquina han de recurrir a fortificantes, a extractos, a píldoras, a sellos, a drogas de mil sustancias, bajo el pretexto de que dentro de un pequeño volumen dan una gran sobreactividad. ¡Qué error tan lamentable!

Nutrirse con alimentos concentrados artificialmente, so pretexto de fortificarse, o simplemente, de alimentarse mejor, es matarse tanto o quizá más que alimentándose con productos naturales superabundantes.

El exceso de trabajo alimenticio tiene las más funestas consecuencias. Provoca autointoxicaciones. Nos da los insomnios, las jaquecas, las pesadillas, los pesados sueños que nos dejan más fatigados que la vigilia. Ésta es una de las principales causas de la dilatación de estómago, del estreñimiento, de la diarrea y de casi todas las afecciones del hígado, de los riñones y de la vejiga.

El hígado, guardián de nuestra salud

Hay un medio sencillo para que os deis cuenta de si vuestras adquisiciones alimenticias –sólidas y líquidas– responden a las necesidades de vuestro organismo. Dicho medio es comprobar, por vosotros mismos, *el estado de vuestro hígado,* lo cual es singularmente fácil cuando vuestra glotonería o vuestra imprevisión os han impulsado a cebaros.

El hígado es un órgano de vigilancia extremadamente preciso. Neutraliza, transforma, destruye o acumula en sí los productos tóxicos que le lleva la digestión. ¿Bebemos alcohol? Este alcohol va a pasar por el hígado. Bajo la influencia de un veneno semejante, las células hepáticas van a ser fuertemente dañadas; después de haberse defendido enérgicamente, van a atrofiarse. Y «los vasitos» añadidos diariamente a «los vasitos» acaban por dar al alcohólico una grave lesión: la cirrosis atrófica. El hígado entonces no cumple ya el papel de protección orgánica a que está destinado, y muy pronto todo un cortejo de males lleva al alcohólico a la completa ruina orgánica.

Cuando el tóxico es menos violento que el alcohol, se produce en el hígado una lesión de diferente aspecto; si atascamos nuestro estómago con una alimentación superabundante, si nos cebamos, el hígado entonces acumula en sí, bajo forma de diversas sustancias (glicógeno, grasa) el sobrante de lo que es necesario para la renovación de nuestras células. Además, va fijándose la grasa en diferentes partes del cuerpo; «echamos vientre»; las mujeres ven, no sin inquietud, que sus formas adquieren cada día mayores proporciones; la doble barbilla viene a modificar la armonía de su rostro.

Este exceso de grasa no solamente va a fijarse bajo la piel del vientre, de las caderas, de los senos, del cuello…, sino que invade también nuestros órganos.

¿Conoceréis sin duda cómo se arreglan los criadores para sobrealimentar los gansos y obtener el delicioso *foie gras?* Obligan a estos animales a una sobrealimentación extremadamente abundante, y como la bestia se niega por instinto a dicha práctica, la ceban a la fuerza, con un embudo. Los gansos engordan y su hígado, donde va amontonándose la grasa, bien pronto toma enormes dimensiones, con gran satisfacción del criador que en ello encuentra un pingüe provecho.

Lo que algunos hacen con los gansos, muchos de nuestros contemporáneos lo hacen con ellos mismos. Se ceban a placer. Y la consecuencia, aunque más lenta, no por eso es menos peligrosa. Al atracarnos, obstruimos nuestro hígado con células grasosas, y al no poder este órgano eliminarlas, nos predispone muy pronto a las más graves dolencias.

Infinitas personas, por otro lado, se ceban sin darse cuenta de ello; enferman sin pensarlo; se creen sencillamente buenos comedores y se felicitan por su apetito.

El trabajo anormal, la sobreactividad que acaso imponéis a vuestro hígado, podéis seguirla por vosotros mismos, daros cuenta de ella. El hígado está situado en vuestro lado derecho, inmediatamente detrás de las costillas inferiores; cuando está en sobreactividad engorda y su lóbulo izquierdo se desborda hasta el estómago. Adquiere además una gran sensibilidad. De donde se deduce que si tenéis un hígado congestionado, pletórico, os bastará apoyar la extremidad de vuestros dedos en el hueco del estómago para provocar al punto una molestia o un dolor, tanto más vivos cuanto más desarrollado esté vuestro hígado.

Los médicos naturistas, es decir, los que quieren devolver la salud al ser humano conformándose a las leyes de la naturaleza, han comprobado esa señal de intoxicación alimenticia.

Dice un autor: «El exceso de trabajo del hígado se traduce en un estado febril y doloroso de ese órgano. La prueba de esta plétora hepática reside en la *sensibilidad de la cavidad epigástrica*». La cavidad epigástrica corresponde al lóbulo izquierdo del hígado, y no al estómago.

El doctor Pascault insiste reiteradamente en este asunto de las manifestaciones congestivas del hígado. «Se siente a veces, dice, una sorda pesantez en el costado derecho, que dura varios días consecutivos. Pero un fenómeno infinitamente más frecuente es un dolor localizado en la cavidad epigástrica, exactamente en el vértice del ángulo entrante formado por el reborde de las costillas o un poco más abajo a la derecha: dolor superficial, con frecuencia bastante marcado, que fuerza a la mujer a aflojarse o a adoptar el corsé bajo, que obliga al hombre a desapretar su cinturón o a llevar tirantes. Dicha sensibilidad epigástrica, generalmente pasajera y que no se hace sentir más que en las horas que inmediatamente siguen a las comidas, está en relación, no con una enfermedad del estómago (el cual está situado más bajo, más a la izquierda y más profundamente), sino con la congestión de una parte del hígado, que hemos llamado el "lóbulo de alarma" porque denuncia las perturbaciones digestivas de un modo rápido y seguro».

¿Quién se negará, sabiendo los peligros que corre tal vez, a comprobar por sí mismo el estado de su hígado?

¡No os asustéis demasiado si está dolorido y no os creáis víctimas de las peores enfermedades! Sabed todos que esa sensibilidad del hueco del estómago es una señal de alarma. Debe mostraros si os habéis alejado de las leyes de la naturaleza.

En los casos poco graves, se curará uno por sí mismo sometiéndose al régimen alimenticio sano, haciendo ejercicios respiratorios, marcha activa a pleno sol, al aire libre.

La intoxicación por alimentos

Hay dos categorías de intoxicados por alimentos:

1. Los intoxicados flacos de hígado frecuentemente atrofiado, de cara pálida, amarillenta, a veces demacrada.
2. Los intoxicados gordos de rechoncho vientre y tardo paso.

Ved un justo retrato que nos bosqueja el doctor Paul Carton de los intoxicados gordos, a los que llama *intoxicados floridos*:

«Hay –dice– la legión de los atletas carnívoros, de los levantadores de pesos, de los luchadores, boxeadores y *recordmen* de todas clases. Estos luchadores monstruosos, masas de músculos hipertrofiados y de ostentosa grasa… no despiertan mi admiración, porque son unos casos de hiperfuncionamiento mórbido. La hipertrofia de sus tejidos como la de sus hazañas atléticas es patológica, puesto que está provocada por unos medios antifisiológicos que hacen rendir a sus órganos más de lo que la naturaleza suele dar normalmente, y porque, según la ley de la vida, toda sobreexcitación exagerada se paga con un agotamiento y una ruina consecutivos. El apogeo de tales atletas es, por otro lado, muy pasajero; en la mayoría de los casos su excesivo vigor es una fogata que ya no se vuelve a encontrar en su descendencia. Son anormales, plantas violentadas, llamadas a ser quemadas un día u otro por el engrase violento que es la causa de su irrazonable exuberancia».

Dice otro autor, al respecto: «No niego de ningún modo, al contrario, que los glotones, los grandes comedores tengan una faz rubicunda y un vientre saliente. ¡Hay costumbre de decir de tales tipos que tienen buena cara, que están llenos de salud, de fuerza, de qué sé yo cuántas cosas más! Pero nada hay más cierto que cuando se brutalizan los órganos digestivos se atrofian sus funciones. Congestión cerebral, enfermedades del hígado, son los tristes resultados de sus excesivos hartazgos».

La sobrealimentación, no tememos decirlo, es un peligro social. Es el principal azote que hay que combatir, porque al engrasar los engranajes de nuestra máquina, crea el artritismo, debilita considerablemente la resistencia de nuestro organismo, que entonces no puede luchar eficazmente contra los micoorganismos. Llegamos a ser presa –¡y cuán fácilmente!– de los microbios que dan origen a las más graves enfermedades.

Señales de fatiga de origen alimentario

Nunca insistiremos demasiado sobre los peligros que presenta una alimentación superabundante y defectuosa. Estos trastornos varían según nuestras resistencias orgánicas, según nuestro temperamento.

Precisemos las señales de fatiga de origen alimentario en el sanguíneo y en el bilioso. Es el hígado sobre todo el que traiciona en los sanguíneos tal estado patológico. Produce, en primer término, a menudo sin fiebre, trastornos congestivos y dolorosos que van agravándose, pero sin continuidad, por lo que muchos atribuyen a una pasajera indigestión dicho síntoma aislado de un estado continuo. Luego el malestar se instala en el hueco del estómago. Si el hígado se fatiga de nuevo, van apareciendo a la larga graves perturbaciones congestivas: congestión hepática, no solamente del lóbulo izquierdo, sino de todo el órgano, con desbordamiento debajo de las costillas, fenómenos dolorosos, violentos al lado derecho, en la vesícula biliar, en la espalda, el hombro derecho y el brazo del mismo lado, derrames biliares, y evacuación o no de cálculos.

Pasado el accidente, el individuo vuelve o parece volver a la perfecta salud; la crisis ha sido un bienhechor esfuerzo de la naturaleza para restablecer el roto equilibrio; el que ha sido su víctima recobra una energía, una actividad que se nota y que se envidia; pero las crisis se renuevan puesto que persiste la falta alimentaria que las produce y en cada compensador impulso que proporciona el órgano, la resistencia orgánica de éste se debilita.

Entonces se manifiestan más las señales de fatiga artrítica: el sujeto se pletoriza, pierde sus músculos que se cambian por grasa, va echando tripa; se sofoca al menor esfuerzo; transpira por nada un sudor ácido que quema su ropa interior y hace caer sus cabellos. Va estando cada vez más gotoso y más reumático, cría granos, eczemas, furúnculos, faringitis, catarros, anginas, palpitaciones…; se hace incapaz de pensar u obrar después de las comidas y se aletarga o se duerme a los postres. No hay que decir que considera sus dolores durante la digestión como unos fenómenos normales y atribuye al frío todos los otros trastornos precitados.

El entorpecimiento hepático no tarda en provocar a la larga perturbaciones mecánicas de circulación a consecuencia de la compresión de la vena cava y de la vena porta en el hígado. De ahí resultan varices, hemorroides y, en las mujeres, fibromas y otras varias incomodidades del útero.

Como, generalmente, se achacan estas dolencias a una causa completamente diferente a los excesos de la alimentación, no se apercibe el paciente que esa intoxicación funesta crea inflamaciones crónicas de los riñones y va preparando el terreno a los cólicos nefríticos que no se hacen esperar. ¡Feliz el impenitente gastrónomo, si una apoplejía mortal no viene a curarle definitivamente de todos sus males!

Para los biliosos, el peligro de la sobrealimentación, si es diferente, no por eso es menos grave. En ellos se traduce la fatiga digestiva en una irritabilidad nerviosa, preludio del insomnio. Una vez en el lecho, el bilioso está agitado, siente una irresistible necesidad de removerse, le huye el sueño y cuanto menos duerme, más terreno le va ganando la agitación nocturna.

Sucede a menudo que el médico no ve más que este síntoma y no busca su causa; prescribe una pócima calmante que hace dormir sea como sea, con un sueño poblado de pesadillas. La lengua sigue sucia y el cuerpo está encorvado como tras una excesiva fatiga corporal.

Del lado del estómago, el mal se caracteriza por unas «crisis» primeramente aisladas y fugaces de acidez, de ardentías, acompañadas de náuseas y mal sabor de los alimentos. Invariablemente, en estos casos se echa la culpa a la anemia, a la debilidad general o a la dispepsia nerviosa y se sobrealimenta al paciente, lo que no hace más que agravar su mal.

Si se palpa el estómago *con precaución* se comprueba siempre que está dilatado. Tal dilatación puede ser mínima; pero generalmente es bastante importante. Pueden hallarse estómagos dilatados y bajados hasta 3, 4, 5 y 6 dedos por debajo del ombligo, y lo más extraño es que haya afecciones de esa índole que no son de ningún modo dolorosas. El estómago es, quizá, el órgano que más se deja martirizar sin decir nada. Sin embargo, aquellos estómagos excitados y dilatados son muy sensibles al dolor.

El hígado, que ha pasado anteriormente por una fase de hipertrofia, tiende a disminuir; existe insuficiencia y a menudo retención biliar al mismo tiempo, la que produce el amarillento tinte de la piel característico en los individuos biliosos. El exceso de trabajo intestinal se revela en diarreas generalmente fétidas, alternando con períodos de estreñimiento pertinaz. La fosa ilíaca derecha es sensible a la profunda presión; esta sensibilidad se traduce en lesiones del colon que llegan con frecuencia hasta provocar la apendicitis. La piel está seca, los dientes se carían y caen, a menudo sin hacernos mucho daño. La intoxicación general se manifiesta por trastornos de la circulación, y especialmente de la circulación de las extremidades de los miembros. Una señal de un gran valor desde el punto de vista terapéutico del diagnóstico –descrita por el doctor Paul Carton– consiste en un tinte carmín oscuro de las uñas de las manos, debido a la toxicidad artrítica, y que resalta sobre la palidez de los vecinos tegumentos. Éste es uno de los indicios más seguros de la enfermedad hepática por defecto alimentario.

Como vemos, los trastornos que pueden nacer en el organismo por una alimentación superabundante y mal entendida son bastante graves para que los debamos tener en consideración. Nos hace falta pensar en ellos tanto más cuanto más desconocido nos es el peligro a que estamos expuestos. Trastornos que tienen un alcance sobre nuestra salud física que, necesariamente, encuentra su repercusión sobre nuestras facultades intelectuales y morales. El sanguíneo, amodorrado y colérico, así como el bilioso, de rostro demacrado, de amarillenta piel y constantemente irritable bajo la exasperación nerviosa causada por su mala alimentación, deben modificar ambos su temperamento tomando un alimento más sano y más apropiado a sus necesidades fisiológicas.

No debemos considerar nuestro cuerpo como el fin de nuestro trabajo, de nuestras actividades, sino como un animal al servicio de nuestro espíritu; luego tiene derecho a los cuidados, a los buenos tratos que a todo ser se le deben cuando se le exige cierta cantidad de trabajo. Le somos mucho más funestos con una alimentación exagerada y mal entendida que con privaciones, aunque fueran excesivas.

Los enemigos del hígado

Si escuchamos la voz de la prudencia, no debiéramos introducir en nuestro tubo digestivo más que vegetales y agua pura en cantidad moderada. Pero estamos acostumbrados a los excitantes, de un modo que han llegado a sernos necesarios. No podemos romper con el pasado más que progresivamente. Si, de la noche a la mañana, suprimiésemos todos los excitantes, seríamos incapaces de hacer un gran esfuerzo, y una apatía, hasta una molestia de nuestros órganos, nos haría notar la falta de las ficticias necesidades que nos hemos creado. El retorno a la vida sana exige miramientos, si no queremos sufrir serias sacudidas.

Muy al contrario, procediendo metódicamente, se rompen las más fuertes cadenas, nos liberamos de todos los hábitos perjudiciales y mórbidos, por arraigados que se encuentren.

Los principales *enemigos del hígado* son:

ALCOHOL *(enemigo número uno)*	CAZA
CONSERVAS	CAFÉ Y TÉ
MARISCOS	BEBIDAS CARBÓNICAS
CARNE DE CERDO	EMBUTIDOS
MARGARINAS	SALAZONES
VINAGRE	DESPOJOS
QUESOS GRASOS FERMENTADOS	GRASAS ANIMALES
PASTELERÍA	ESPECIAS
FRITOS Y ASADOS	EXCESO DE SAL
SALSAS FUERTES	TABACO

Alcohol. Si se desea conservar el hígado sano y curarlo de cualquier enfermedad, debe desterrarse el uso del alcohol y de cualquiera de sus mezclas.

Muy rápidamente y sin transformación el alcohol pasa a la circulación general, impregnando así todos los tejidos. Las células nerviosas, especialmente, experimentan muy pronto su acción. La primera fase es una sensación de fuerza, de confianza en sí mismo, acompañada por otra parte de una disminución del sentido crítico y de la agudeza de los reflejos. Si la ingestión se prolonga, sobreviene una fase depresiva, que pueda llegar a una total inconsciencia.

Los caracteres de las diferentes bebidas alcohólicas dependen en gran parte de la clase de levaduras y azúcar que han intervenido en la fermentación alcohólica. Sin embargo, no cabe duda de que los efectos de una bebida alcohólica en el organismo son siempre más o menos irritantes, sobre todo cuando por primera vez se bebe, pues se nota una sensación ardorosa como de quemadura en todo el cuerpo y mayormente en la boca, causada por la irritación de los filetes nerviosos, de suerte que la membrana mucosa se arruga y toma un tinte blanquecino, porque se coagula el protoplasma de sus células superficiales. Si esta irritación se reitera frecuentemente, puede ocasionar faringitis o catarro gástrico, según suele observarse en los beodos habituales que beben licores fuertes en ayunas sin acompañamiento de ningún linaje, de suerte que el alcohol se pone en directo contacto con la mucosa gástrica.

En cuanto a la influencia del alcohol en la digestión estomacal, se ha de distinguir entre la que ejerce por sí mismo y la que ejercen las sustancias componentes de cada bebida alcohólica. Cuando está en proporción del 1 al 2 por 100 de la masa del quimo, más bien parece favorable que perjudicial, y acaso por esto algunos médicos aconsejan la toma de un poco de vino en las comidas para *ayudar a la digestión;* pero si la proporción del alcohol alcanza del 5 al 10 por 100, se retarda la digestión gástrica, y si llega al 20 por 100 se entorpece por completo.

Sin embargo, los partidarios del moderado uso del alcohol en forma de vino argumentan en pro de su opinión diciendo que la digestión estomacal tiene también su aspecto mecánico, y que el alcohol es favorable en este punto porque estimula los movimientos peristálticos del estómago y la abundante secreción de jugo gástrico. De todas maneras, la administración del alcohol en estos casos ha de ser como medicamento y no como bebida habitual, pues la atonía o pereza de los movimientos peristálticos del estómago provienen casi siempre de errores dietéticos, que si no se cometieran no alterarían el natural ritmo de la víscera, que se mantiene incólume en individuos que jamás probaron el alcohol ni siquiera en forma de vino. Además, la experiencia clínica demuestra que si bien todo órgano responde de momento a cualquier estimulo artificial, acaba por mostrarse indiferente en cuanto se habitúa a la sensación.

La mucosa gástrica absorbe directamente la mayor parte del alcohol ingerido. Experimentos efectuados dan a entender que el alcohol no requiere digestión, sino que tal cual se pasa a la sangre, y así tenemos desmejoradas cuantas ventajas allega al proceso digestivo. No solamente queda absorbido el alcohol por la mucosa gástrica, sino que favorece y provoca la absorción de otras sustancias. Así se explica la rápida acción de los medicamentos administrados en forma de tinturas alcohólicas.

Las observaciones clínicas de buen número de investigadores han demostrado que el alcohol estimula el funcionamiento del corazón debilitado, pero que a este estimulo sigue un aplacamiento directamente proporcional al esfuerzo realizado por el órgano. Esta acción estimulante del alcohol lo asemeja a los estupefacientes, pues *de nada sirve el estímulo si ha de acabar en depresión.*

Entre las más notables acciones fisiológicas del alcohol se cuenta la de dilatar los vasos periféricos, y de aquí la temporánea excitación del cerebro que se manifiesta en la locuacidad del beodo no habitual y en la agudización de las facultades intelectuales de ciertos artistas y escritores que no trabajan fructíferamente sin el auxilio de su licor favorito.

Pero también en este punto descubrimos la *analogía entre el alcohol y los estupefacientes,* porque la excitación cerebral, la locuacidad y avivamiento de la mentalidad son fenómenos temporáneos a los que sigue su contraria la depresión como si se anestesiara el cerebro.

La influencia del alcohol en los vasos sanguíneos explica también la aparente paradoja de que siendo combustible y que por su oxidación en los tejidos produzca calor como en una lámpara, determine en dosis embriagantes el descenso de la temperatura corporal; pero precisamente a causa de la dilatación de los vasos se irradia más calor del producido por el alcohol. De aquí el error de creer que las copitas de aguardiente o de otro licor espirituoso tomadas por la mañana en invierno resguardan del frío, pues aunque de momento entra en calor el cuerpo, muy luego sobreviene el descenso de temperatura y se nota más frío, porque paraliza el natural mecanismo térmico del organismo.

Pero la peor condición del alcohol es su *nociva influencia en el protoplasma celular,* al estorbar, entorpecer y aun impedir el metabolismo de los aminoácidos, hidratos de carbono y grasas existentes en el protoplasma. *Esta acción del alcohol es muy semejante a la de venenos* como el arsénico que impide el metabolismo de las grasas, impedido también por el alcohol.

Las calorías del alcohol, aunque termométricamente idénticas a las de las grasas, difieren en sus efectos fisiológicos, pues el alcohol se quema rápidamente y muy luego se disipa, mientras que la grasa va cediendo lenta y uniformemente sus calorías. *El alcohol es fuego de virutas;* la grasa es ascua viva de carbón.

Por lo tanto, el alcohol es un falso alimento, que si bien alimenta bastardamente, no nutre en modo alguno, y para nada se necesita en la alimentación. No es una sustancia natural y, por consiguiente, es hija del artificio humano que a lo sumo satisface necesidades ficticias y en rigor superfluas.

Si a todo esto añadimos que el alcohol es, irrefutablemente, el *enemigo número uno del hígado,* y damos un repaso a cuanto de él hemos dicho en el capítulo de la cirrosis hepática, al referirnos a la *cirrosis hepática,* fácilmente comprenderá el lector que lo primero que debe hacer todo enfermo del hígado, por leve que sea su dolencia, es *abstenerse rigurosamente de tomar cualquier clase de bebida alcohólica.*

Los amigos del hígado

Hay alimentos que, aparte de su valor nutritivo, sobre todo por su contenido en vitaminas y sales minerales, poseen principios de gran valor curativo, y esto es interesantísimo en el tratamiento de las enfermedades del hígado, en las cuales bien puede afirmarse que el 90 por 100 de las posibilidades de curación dependen del régimen alimenticio.

Entre estos *grandes amigos del hígado,* destacan:

- LIMÓN (La cura de limón es decisiva)
- ALCACHOFA (Importantísima, sobre todo el jugo crudo)
- TOMATE (Muy eficaz)
- ENSALADAS
- ZUMOS DE FRUTAS
- FRUTAS JUGOSAS Y ÁCIDAS
- CEBOLLA (Cruda y cocida)
- ZUMOS DE VEGETALES CRUDOS (Particularmente de alfalfa y de diente de león)
- AJO CRUDO (Gran desinfectante)

Otros buenos amigos del hígado:

ZANAHORIAS	PERAS
REMOLACHAS	UVAS
JUDÍAS TIERNAS	MELOCOTONES
GUISANTES TIERNOS	SANDÍAS
PIMIENTOS	MELONES
BERENJENAS	PLÁTANOS
RABANITOS	NARANJAS
PATATAS	MANDARINAS
CASTAÑAS	POMELOS
ARROZ	CEREZAS
CEREALES INTEGRALES	SETAS
PAN INTEGRAL	FRUTAS SECAS DULCES
PASTAS DE SOPA	QUESO TIERNO
COPOS DE AVENA	REQUESÓN
MANZANAS	MIEL

El limón

El limón vale su peso en oro. Es sol condensado. Más que un alimento, el limón es un verdadero medicamento.

«El jugo de limón –dice el doctor Jiménez Díaz–, a pesar de su carácter ácido no solamente no aumenta la acidez del jugo gástrico, sino que está demostrada su acción inhibidora de la secreción. Es a la vez un gran aporte de vitamina C». El valor real del limón como higiene está en su poder destructor de bacterias.

Rara es la naturaleza de la intoxicación interna que el limón no tenga eficaz recomendación. En toda clase de intoxicación gastrointestinal, especialmente por la ingestión de albúminas defectuosas o en las que una indigestión alteró, tomar el zumo de limón con agua caliente obra de manera especial como gran normalizador neutralizando.

Tomando zumo de limón, al llegar a la sangre, ésta lo conduce a todas las partes del cuerpo, y al ponerse en contacto con los enemigos patógenos, los ataca, debilita y mata finalmente. Por eso conviene, en este caso, tomar el limón media hora, o más, antes de las comidas, a fin de que no se halle mezclado en el proceso digestivo anterior ni posterior y pase así lo más pronto posible a la sangre, para obrar con mayor eficacia.

Cura de limón. Los enfermos del hígado –dice el doctor Vander– requieren para su curación tomar grandes cantidades de vitamina C. Pues bien, la cura de limón, además de curar la acidez de la sangre y de limpiarla de impurezas, proporciona esta vitamina C tan necesaria. Otros frutos pueden suministrar también, aunque en menor grado que el limón, vitamina C. Son los frutos conocidos con el nombre colectivo de frutos ácidos, tales como la naranja, la mandarina, el pomelo, la lima, etc. Pueden hacerse curas mixtas de limón y de los mencionados frutos, pero siempre en grandes cantidades.

La forma de practicar la cura de limón –según el doctor Vander– es la siguiente: el primer día se toma el zumo de 1 limón, y cada día el de 1 limón más hasta llegar a tomar el zumo de 7 limones en un día. Luego se va disminuyendo en la misma forma, o sea, tomando un limón menos cada día hasta suprimirlos. La duración total es, pues, de 14 días. Puede repetirse al cabo de una o dos semanas. Es aconsejable diluir el zumo de limón en dos o tres partes de agua. Además, para no perjudicar el esmalte de los dientes, es conveniente sorberlo con una pajita.

La cáscara de limón tiene también principios curativos. Sus efectos se han demostrado excelentes en las enfermedades del hígado y de las vías biliares. En la *cura de limón integral* preconizada por el doctor Vander, se toma el zumo, la pulpa y la cáscara del limón. Se comienza por uno o dos limones el primer día y se añade uno diario hasta tomar cuatro o cinco al día. Se continúa así durante un mes o se disminuye el número de limones diarios de uno en uno, descansando luego 8 o 10 días y repitiendo. Se saca primero el zumo del limón; después se rallan la pulpa y la cáscara. Para disimular el sabor fuerte de ésta, se puede mezclar con zanahoria rallada, o plátano chafado, o tomate, o puré de manzana, o melón u otras muchas frutas. La corteza de limón hay que lavarla y cepillarla bien, porque puede contener desinfectantes. Los limones que han sido tratados con insecticidas no pueden aprovecharse para hacer la cura de limón integral.

En la corteza del limón se han encontrado principios que tienen acciones curativas en los enfermos crónicos del hígado, y que no están contenidos en la pulpa. Esta cura es, pues, extraordinariamente útil en las enfermedades crónicas graves del hígado.

La cura de limones suele combinarse también con el *zumo de coles,* en las afecciones hepáticas.

El limón debe además sustituir al vinagre (muy perjudicial), como condimento en todos los casos.

Para combatir la congestión del hígado, los cálculos, las congestiones de la vesícula, ictericia, etc., el profesor Capo prescribe el zumo de un limón o dos en un vaso de agua caliente, antes de las comidas, media hora o más. Se puede insistir varios días, si hace falta.

La alcachofa

Las alcachofas son un verdadero medicamento para los enfermos del hígado o de la vesícula biliar, para lo que deben comerse cuando es la temporada de ellas (no en conserva, que ya no tienen las mismas propiedades).

Las alcachofas son ricas en fósforo, hierro y cal. Los principios que contienen son muy útiles en todas las enfermedades crónicas del hígado. Dichos principios están contenidos principalmente en la parte comestible de la alcachofa (corazón de la alcachofa). Debe tomarse cruda, pues al cocerla pierde gran parte de sus propiedades curativas, sin dejar de ser por ello un excelente y muy recomendable alimento para los hepáticos.

Cuando son pequeñas y tiernas, las alcachofas pueden comerse crudas en ensalada. También pueden masticarse las hojas tiernas, tragando su zumo y escupiendo la fibra. O bien, con ayuda de una prensa o maquinilla a propósito se saca el jugo de la parte carnosa, comestible de la alcachofa, y se toma crudo en ayunas. Este zumo, además de muy curativo para el hígado, es notablemente aperitivo.

No hay limitación en el número de alcachofas a tomar. Cuantas más tome el enfermo, mejor.

Aunque se esté perfectamente sano, tomar a menudo una copita de zumo fresco de alcachofa es el mejor preventivo contra las afecciones del hígado y trastornos gastrointestinales en general, a la par que se estimula un apetito sano y gozoso.

El profesor Capo, al referirse a las incompatibilidades de la alcachofa, dice que ésta es incompatible con las frutas. Es decir, que no debe ser ingerida en la misma comida en que se tome fruta. Añade que no combina bien, químicamente, con la miel ni con las sustancias azucaradas, pues sus sales son contrarias a la composición química de los compuestos netamente glicógenos, como las frutas: dátiles, higos, uvas, etc.

Tampoco es compatible con la leche ni con el queso ni las mermeladas.

En cambio, va bien con pan, tomate, patata, arroz, huevo, lechuga, zanahoria, ajo cebollas, rabanitos, aceite, almendras, piñones, aceitunas, avellanas, coco, setas y con todas las verduras, constituyendo unos platos exquisitos con habitas tiernas, hinojo tierno, cebolla tierna y demás verduras.

Hay médicos naturistas que prescriben la alcachofa como alimento principal al menos (y hasta exclusivo durante unos días) en los enfermos hepáticos o de la vesícula biliar, en cuyos casos suele rendir magníficos resultados. Su eficacia se refleja en el hecho de haber una porción de medicamentos en los que el extracto de hojas y cogollos de alcachofa fresca es el componente básico. Deben comerse, generalmente, hervidas, cocidas al vapor o ligeramente asadas, aderezándolas con aceite puro de oliva (crudo) y abundante zumo de limón.

El tomate

El tomate, rico en vitaminas A, B y C, es un alimento catalizador, remineralizador, de primera clase. Posiblemente contiene la mayor riqueza en sales naturales asimilables; además, la materia colorante del tomate es un elemento primordialísimo para el organismo, por su valor en carotina, tan importante para la energía vital.

Rico en potasio, el tomate es un gran neutralizante de la acidez, desintoxicante, diurético y estimulante, como hemos dicho, de la vitalidad de todo el organismo.

«Después de las manzanas –dice el doctor Castro–, los tomates ocupan el segundo puesto eupéptico o digestivo. Ayudan o favorecen la digestión de los farináceos en general. Además están saturados de carotina, de sales minerales, de vitaminas, fermentos, etc.; todo el tinglado bioquímico está bien representado en los tomates, como en la mejor fruta».

«Por su agua –dice el profesor Capo– el tomate es muy depurativo y diurético; también es muy laxante; tomado con piel y semillas es más laxante aún; por tanto, conviene a los estreñidos en especial, y también a los enfermos del hígado, páncreas, garganta (en combinación con cebollas crudas, aclara mucho la voz), estómago, pulmones y sangre; pero no conviene a los que están muy mal de los riñones y corazón.

»Puede haber ejemplos de contraindicación, debido al estado patológico del enfermo, y nunca porque los tomates sean malos para la alimentación humana. Hay que temer, sí, las incompatibilidades que con ellos se cometen, especialmente después de unas horas de tomar leche o queso, miel, frutas dulces, limón, chocolates, etc.; pero son excelentísimos (bien maduros, rojos y pelados) con pan, o en ensaladas de lechugas, zanahorias, rabanillos, aceitunas, etc. Son calmantes para los nervios y recomendables a los que no pueden dormir por la noche, pues son adormecedores».

La cura de tomates crudos. De gran eficacia en las enfermedades del hígado. Según prescribe el doctor Vander, se practica así:

Cada día en ayunas se toma medio kilo como mínimo de tomates crudos con su piel. También puede tomarse únicamente el jugo de dichos tomates, pero es más eficaz tomarlos enteros. El tomate crudo es de sabor agradable sin necesidad de añadirle ningún otro condimento. Pero a algunas personas les gusta añadirle limón o ajo, lo cual no es ningún inconveniente, sino todo lo contrario, ya que estos vegetales también son curativos de las enfermedades del hígado.

Indica también el doctor Vander que en muchos casos es conveniente unir las curas, por ejemplo, de limón integral y la de alcachofas, o bien la de limón integral y la de tomates. En los períodos de descanso de una cura puede ponerse en práctica otra. Así, por ejemplo, los días en que no se use la cura de limón integral puede tomarse ajo, cebolla, tomate o alcachofa, todo crudo.

La cura de tomates no es tan específica y poderosa como la cura de limón integral, pero posee valiosas propiedades curativas en muchas enfermedades del hígado. El éxito de esta cura debe atribuirse en parte a la gran cantidad de vitamina C que poseen y a su riqueza en potasio, principio mineral muy necesario en las enfermedades del hígado.

La cebolla

Las propiedades de la cebolla son numerosas. Es muy útil en el tratamiento de las enfermedades del hígado. Las sales minerales, desinfectantes y refrescantes, de la cebolla vienen muy bien para contrarrestar el efecto pútrido de las toxinas de las carnes y pescados. Junto con el limón y las frutas ácidas, la cebolla es un gran disolvente de los complejos de las albúminas y un destructor de ácido úrico, residuo mortal para el hombre.

La cebolla cruda, llegando a la sangre, destruye y aniquila la materia purulenta, microbios o bacterias que se han depositado en ella. Pero para tener este efecto microbicida y desinfectante se ha de comer la máxima cantidad posible, en estado sano y crudo. Cocida también posee la cebolla buenas virtudes medicinales, pero no en proporciones tan elevadas como la cruda.

La cura de cebollas. Se practica en ayunas, tomadas crudas; empezar por media cebolla de regular tamaño y aumentar poco a poco hasta dos o tres cebollas diarias. Puede cortarse en pedazos y aderezarse con aceite y un poquitín de sal.

Las cebollas más adecuadas son aquéllas cuyas capas externas tienen color rojizo, mientras que por dentro son de color blanco. La cebolla tierna y las cebolletas no gozan de tal virtud.

El caldo de cebolla, con manzana y limón, es una de las mejores medicinas para toda clase de trastornos del aparato digestivo, tanto del estómago como de los intestinos y del hígado. Se cuece con la manzana y, al tomarlo, se le pone limón.

El ajo

El ajo es uno de los vegetales curativos más importantes. Sus grandes virtudes medicinales se ponen de manifiesto al actuar como desinfectante de las vías biliares, purificador del tubo digestivo y de todo el cuerpo. Los principios curativos del ajo, una vez absorbidos por el intestino, pasan a la sangre y son transportados a todo el cuerpo, ejerciendo su acción antimicrobiana en la sangre y en todos los órganos. Finalmente, se eliminan por el aire respirado, la bilis y la orina. Esta acción desinfectante es muy útil en las infecciones de las vías digestivas y de las vías biliares.

El ajo estimula la digestión y combate los trastornos digestivos que acompañan a las enfermedades crónicas del hígado. Además favorece la formación y expulsión de la bilis, y mejora la circulación de la sangre en el hígado.

Para que el ajo sea plenamente eficaz debe tomarse crudo. Se mastica solo o con un poco de pan, que puede untarse con tomate y algo de aceite para hacerlo más agradable. Pero no hay ningún inconveniente en masticarlo crudo y solo; aunque de momento irrite las encías y la boca, poco a poco las va fortaleciendo.

El ajo se toma crudo en ayunas o bien antes de las principales comidas del día.

La cura de ajos. La cura de ajos se puede practicar de varias maneras. Por ejemplo:

- Uno o varios dientes de ajo en ayunas.
- Infusión de varios dientes de ajo en un vaso de agua.

- Jugo de ajo, que se obtiene machacándolo en un mortero y exprimiéndolo; se toma a la dosis de unas 20 gotas diarias mezcladas con agua.
- Dientes de ajo cortados en pedacitos y tragados con agua.
- Ajo mezclado con otros alimentos, como, por ejemplo, con pan o con tomate, o con ensalada.

El número de dientes de ajo que pueden tomarse diariamente depende de la costumbre. Se puede comenzar por uno o dos. En general, la dosis media puede ser de cuatro o cinco dientes diarios, aunque hay personas que llegan a tomar una cabeza entera sin la menor molestia.

La duración de la cura de ajos es de dos semanas. Se descansa una semana, y se reemprende de nuevo.

El perejil y la menta, bien masticados, atenúan el olor del ajo. Lo mismo hacen los modernos dentífricos a base de clorofila.

El régimen del enfermo del hígado

El enfermo del hígado, cualquiera que sea la enfermedad que padezca, necesita no comer mucho, para proporcionar al hígado un descanso que le permita recuperarse. Pero no por esto debe dejar de nutrirse lo suficiente para atender las necesidades del cuerpo.

Una alimentación sana es quizá la parte más importante y fundamental para lograr la curación. Sin un cambio completo de régimen –dice el doctor Vander– es imposible que se cure una enfermedad crónica del hígado, cualquiera que ésta sea. El desconocimiento de este punto ha hecho fracasar muchas veces los tratamientos. En cambio, la sola reforma del régimen de alimentación permite obtener grandes éxitos inmediatos.

La alimentación corriente rutinaria –insiste el doctor Vander– no es adecuada para ningún enfermo del hígado, pues tiene grandes inconvenientes además de muchos errores.

El enfermo del hígado necesita preferentemente alimentos ricos en hidratos de carbono, féculas y azúcares naturales; una cantidad moderada de albúminas; poca grasa y muchas vitaminas y sales minerales.

La alimentación ha de ser además purificadora, a fin de permitir al hígado un descanso en su misión depuradora y destructora de sustancias perjudiciales. Por tanto, deberán suprimirse las carnes, pescados azules y grasos, conservas, embutidos, crustáceos y mariscos, salsas, grasas animales, alcohol en todas sus formas, vinagre, especias y condimentos perjudiciales, cacao y chocolate.

Convienen preferentemente los platos preparados a base de cereales y sus harinas, patatas, vegetales, ensaladas, frutas, etc.

Cuanto más crónica sea la enfermedad tanto más útil son los platos crudos: ensaladas, frutas, jugos de verduras y de vegetales crudos.

El enfermo del hígado *no debe abandonar el régimen hasta la curación completa* de la enfermedad, teniendo en cuenta que salir del régimen por unos días tan sólo destruye a veces gran parte de los buenos efectos conseguidos en varios meses.

La *alimentación* habrá de ser *suficiente* en cantidad y calidad para que en modo alguno ningún enfermo, cualesquiera que sean sus necesidades, quede en estado de desnutrición; pero *evitándose* también *todo exceso* de alimentos, que perjudicaría enormemente.

La *alimentación* deberá ser *equilibrada,* o sea, que haya una debida proporción entre los principios alimenticios.

Las *enfermedades crónicas* del hígado suelen empezar por trastornos leves, al parecer de poca importancia, que el enfermo descuida porque le molesta muy poco. Muchas veces el enfermo no sigue un régimen purificador y curativo, y así va empeorando ya que *en las enfermedades del hígado no hay posibilidad de curación radical y definitiva si no se sigue un régimen natural acertado y proseguido con constancia.* De este modo, los trastornos que al principio eran ligeros, con el tiempo van agravándose, hasta que un día el enfermo se entera de que tiene una enfermedad grave en el hígado.

Las enfermedades del hígado, si se descuidan, conducen a varios de los siguientes trastornos: estreñimiento, diarrea, digestiones lentas, vómitos, mal sabor de boca, piel amarilla (ictericia), dolor de cabeza, erupciones y manchas de la piel, picores, cansancio y fatiga, insomnio, depresión nerviosa, angustia, hinchazón del vientre por acumulación de líquido, etc.

El enfermo del hígado adelgaza a medida que avanza su enfermedad, aunque al principio hubiera estado obeso.

Los huevos. *La clara* del huevo *no perjudica* a los enfermos del hígado. Es muy nutritiva, puesto que contiene albúmina de muy buena calidad.

Las *yemas* –dice el doctor Vander– *deben prohibirse en los enfermos de cálculos biliares,* aunque estas piedras no les produzcan ataques de cólico del hígado ni otros síntomas. Por consiguiente, también en los que tengan predisposición a formar piedras de la bilis. Por ser esta enfermedad muy frecuente, serán muchísimas las personas que deberán abstenerse o reducir la cantidad de yemas de huevo en su alimentación.

Deberán abstenerse de las yemas los enfermos del hígado que *no las soportan bien.*

En general, exceptuando estos dos casos, pueden tomarse las *yemas de huevo con moderación,* nunca en exceso.

Los huevos enteros (clara y yema), pueden ser de gran utilidad, en la mayoría de los casos, en los enfermos del hígado muy *desnutridos,* ya que no son un alimento perjudicial para el hígado *si se digieren bien,* puesto que las molestias que pueden ocasionar son debidas a que al no digerirse bien en el intestino se producen sustancias perjudiciales.

Los huevos se digieren mejor tomándolos *crudos* o *pasados por agua,* pero muy poco cocidos, que muy cocidos o fritos; a medida que se cuecen más, van siendo más difíciles de digerir. El huevo duro es de digestión bastante difícil. Las *tortillas* ocupan un lugar intermedio, como el flan y la crema. Tomados *crudos* se aprovechan todas sus vitaminas sin alteración, y se digieren bien. Pueden tomarse también batidos con otros alimentos.

Los huevos *fritos* son de más difícil digestión, por la grasa añadida, y además pierden algunas de sus propiedades.

La leche y sus derivados. Durante mucho tiempo se prohibió la leche, junto con los huevos, a los enfermos del hígado. Después se recomendó precisamente la dieta exclusiva de leche en los enfermos avanzados del hígado con poca orina o hinchazones. Ambos puntos de vista son erróneos y anticuados.

Según la autorizada opinión del doctor Vander y otros eminentes autores, la leche debe suprimirse únicamente cuando se digiere mal. Es decir, cuando el enfermo del hígado no la tolera. Pero *suprimirla en todos los casos es un grave error.* Hacerla servir de base exclusiva de la alimentación en los casos graves es otro error, ya que es pobre en azúcares, de los que el enfermo necesita una gran cantidad. La leche debe desempeñar el mismo papel que los otros alimentos útiles, ya que debe procurarse que la alimentación sea lo más variada posible dentro del plan de alimentación natural.

En general –según el citado doctor Vander– conviene a los enfermos del hígado un *régimen lacto-ovo-vegetariano* con reducción de la grasa y de las yemas de huevo. Este régimen comprende: leche, queso, requesón, yogur, cereales integrales y sus harinas, legumbres, frutas secas y oleaginosas, fruta tierna, dulce y jugosa, verduras, hortalizas, ensaladas, jugos de frutas y de vegetales.

El régimen natural favorece el aumento de las reservas de azúcares en el hígado, la utilización y almacenamiento de vitaminas, estimula la producción normal de orina, los movimientos intestinales, etc.

Al dejar la leche en reposo en un lugar frío o enfriada con hielo en recipientes anchos, va formándose en la superficie una capa constituida por la grasa de la leche. Esta capa es la nata, que se recoge con una cuchara o una espátula y se renueva otra capa a medida que va sacándose hasta agotarse gran parte de la grasa de la leche. Esta nata se bate para que suba de volumen.

La nata es un alimento natural, incompleto por sí solo, pero bastante nutritivo, pues contiene un 10 por 100 de grasa natural de leche y parte de la vitamina D de la leche. Es un postre agradable, sobre todo combinado con frutas.

Es conveniente en toda clase de enfermos del hígado intercalar de vez en cuando algunos días el *régimen de leche y frutas.* Se tomarán alrededor de 600-800 gramos de leche diarios, y de dos a tres kilogramos de fruta fresca jugosa, propia de la estación; por ejemplo: dos veces al día 300 gramos de leche, y cuatro veces al día medio kilo de fruta, según el apetito del enfermo. Según los casos puede durar de uno a tres días e intercalarse cada quince días o cada mes, según necesidades. Es muy útil y eficaz.

Las grasas. El enfermo del hígado debe tomar las grasas en poca cantidad, pero sin suprimirlas en absoluto.

Las grasas que mejor convienen a los hepáticos son: el aceite de oliva, la mantequilla, la nata y las frutas oleaginosas.

Deben suprimirse las grasas de origen animal, con excepción de la mantequilla y la nata.

El *aceite de oliva* es un alimento que proporciona una gran cantidad de calorías, es laxante y colagogo (facilita la secreción biliar), por lo que resulta un efectivo medicamento de los enfermos hepáticos.

Debe entenderse que nos referimos al aceite crudo de oliva, de buena calidad, que en esta forma es fácilmente digestible, en tanto que frito resulta indigesto y está contraindicado en los enfermos del aparato digestivo. El aceite es útil también para el tratamiento de la litiasis biliar.

Las vitaminas. Todas las vitaminas son necesarias para los enfermos del hígado, pero las que tienen mayor eficacia curativa son la A, la C, la E, y la K y, sobre todo, la gran familia de las vitaminas B.

Son ricos en *vitamina A:* la leche, nata, mantequilla, quesos frescos, yema de huevo, etc. Los vegetales son ricos en una sustancia (la carotina) que dentro del cuerpo se transforma en vitamina A, por lo cual se llama provitamina A. Los más ricos en carotina son: zanahoria, espinacas, berros, tomate, col, lechuga, guisantes y judías tiernas, y en general, todos los vegetales verdes. Entre las frutas: albaricoques, ciruelas, naranjas, pomelo, mandarina y plátano. La vitamina A conviene especialmente en las ictericias por infección del hígado, en la obstrucción de las vías biliares, y en la cirrosis.

Son ricos en *vitaminas del complejo B:* leche, yema de huevo, guisantes, espinacas, zanahoria, tomate, melocotón, plátano, cereales integrales, queso fresco, col y brócoli. Pero los alimentos más ricos en estas vitaminas son la levadura de cerveza, el germen de trigo y la melaza negra o miel de caña. Las vitaminas del complejo B conviene a todos los enfermos del hígado.

Son ricos en *vitamina C:* pimiento, limón, naranja, mandarina, pomelo, albaricoque, melocotón, pepino, guisantes tiernos, berros, espinacas, acelgas, coliflor, tomate, bróculi, col, rábano, etc. En general, puede decirse que todas las frutas y verduras contienen, en mayor o menor cantidad, vitamina C. La vitamina C conviene en todas las enfermedades del hígado en general, pero de un modo especial en las de tipo infeccioso y en las debidas a intoxicaciones, no en balde la vitamina C es la vitamina antiinfecciosa y antitóxica por excelencia.

Son ricos en *vitamina E:* leche, yema de huevo, berros, espinaca, lechuga, así como los cereales integrales, particularmente el germen de trigo. La vitamina E conviene particularmente en las dolencias hepáticas que van acompañadas de trastornos nerviosos.

Son ricos en *vitamina K:* las espinacas, el tomate, la zanahoria y en general todas las verduras de hoja verde, pero de un modo muy particular la alfalfa, que puede tomarse en forma de zumo fresco. Esta vitamina es particularmente antihemorrágica, y conviene por tanto en las dolencias hepáticas con tendencia a producir hemorragias.

En el régimen del enfermo del hígado deberán figurar alimentos que, en su conjunto, contengan la totalidad de las vitaminas citadas, imprescindibles para su curación.

Las bebidas. El hígado es el principal órgano que regula la aceptación de los líquidos por parte del organismo. En muchas enfermedades del hígado este poder regulador está más o menos perturbado.

«La persona sana con riñones y circulación de la sangre e hígado en buen estado, si toma en ayunas una cantidad regular de agua –dice el doctor Vander–, pronto orina abundantemente, demostrándose que el hígado realiza esta función con la debida rapidez. En muchos enfermos del hígado, haciendo la misma prueba, hay un retraso en la eliminación de esta agua por la orina, retraso tanto más importante cuanto mayor sea la perturbación del hígado. Cuanto más se empeora el hígado, más se retrasa la eliminación de agua por la orina, y en todas los enfermedades del hígado avanzadas hay una disminución en la cantidad de orina; es decir, el enfermo ya no orina bastante. Por tanto será muy importante fijar la cantidad de agua que debe tomarse.

»Hoy predomina el siguiente criterio: en las enfermedades del hígado sin hinchazón del vientre ni de las piernas, puede beberse agua a discreción. El agua activa la circulación de los líquidos en el organismo; aumenta la presión arterial, por un medio natural, cosa muy conveniente en estos enfermos, que suelen tener presión baja; facilita la formación de orina y la limpieza del organismo de sustancias perjudiciales y de desechos. El agua debe beberse preferentemente en ayunas o entre las comidas. No conviene beber mucho durante las comidas, a fin de no diluir en exceso los jugos digestivos y dificultar la digestión».

En los balnearios se practica la cura de agua en ayunas. Entre las aguas minerales apropiadas para los enfermos del hígado, tenemos en nuestro país las de Caldas de Bohí, Sant Hilari Sacalm, Caldes de Malavella, Vilajuiga, Rocallaura, Cestona, Archena, Alhama de Aragón, Marmolejo, Corconte, Castroviejo, etc.

Con el régimen vegetariano, el problema de la bebida se resuelve prácticamente con la alimentación. Se toman abundantes ensaladas a base de vegetales crudos, frutos tiernos y jugosos y los zumos de frutas y vegetales crudos, de los que estos enfermos deben hacer uso abundante. Mejor que tomar agua sola, será siempre tomar en ayunas zumos de frutas, diluidos en agua, si se desea. El que, aun sin estar enfermo, tiene por costumbre tomar diariamente en ayunas un buen vaso de zumo de frutas, fruta que se puede variar siguiendo el curso de las estaciones, establece un seguro en favor de su hígado.

Ejemplo de comidas para enfermos leves del hígado. A título orientativo ofrecemos un plan diario de comidas para casos leves.

En ayunas: un vaso de zumo de limón diluido en agua o un vaso de zumo de tomate, hecho en casa con tomates bien maduros (no enlatado).

Desayuno: una papilla de harina de trigo integral, cocida con leche o caldo vegetal y un yogur.

Comida: ensalada variada y abundante, aderezada con poco aceite, zumo de limón y poca o ninguna sal; puré de legumbres; un huevo cocido o pasado por agua (tres veces por semana); fruta abundante o su zumo; pan integral.

Cena: caldo vegetal; patatas y verduras del tiempo hervidas; queso tierno; fruta seca dulce o fruta fresca del tiempo.

Ejemplo de comida para casos algo graves:

En ayunas: cura de limón.

Desayuno: fruta fresca a discreción, pan integral con miel.

Comida: arroz con verduras, huevos pasados por agua, pan integral, fruta seca dulce.

Merienda: cura de alcachofas, ensalada aderezada con zumo de limón.

Cena: copos de avena hervidos con leche o con caldo vegetal, queso, fruta variada.

Ejemplo de comidas para enfermos graves:

En ayunas: cura de limón integral.

Desayuno: cura de alcachofas, cura de ajo y ensalada variada.

Comida: ensalada abundante, caldo vegetal con sus verduras, queso tierno.

Merienda: zumo de naranja, pan con miel y uvas.

Cena: ensalada abundante, papilla de harina integral de trigo, frutas frescas variadas.

Ejemplo de comidas para enfermos de cálculos biliares:

En ayunas: cura de ajo.

Desayuno: pan integral con leche, con miel o con tomate; algo de fruta seca dulce.

A media mañana: un vaso de zumo de naranja o de agua con el zumo de un limón.

Comida: caldo vegetal con sus verduras, ensalada variada, una clara de huevo, queso tierno, pan integral, fruta del tiempo, una taza de tisana de plantas medicinales *(véase* capítulo: Las plantas amigas del hígado).

Merienda: yogur o un vaso de zumo de frutas.

Cena: patatas y verduras hervidas, una papilla de harina integral o un puré de legumbres, fruta seca oleaginosa (almendras, avellanas, nueces, etc.); como bebida, agua mineral, que puede tomarse también en ayunas y entre las comidas.

Resumen de consejos para las distintas enfermedades del hígado

Congestión del hígado

- Suspensión de todo alimento.
- Beber abundante zumo de manzanas y zumo de zanahorias, templados.
- Hacer cama, bien abrigado, en invierno.
- Comer abundantes manzanas, buenas y mondadas, crudas, o bien asadas o cocidas.
- Tomar varias veces al día caldo desinflamante, de manzanas, cebollas y zanahorias, a partes iguales, con abundantes gotas de limón en cada toma.

Inflamación aguda del hígado

- Suspensión de todo alimento.
- Guardar cama, bien abrigado, con los pies calientes.
- Abundante zumo de zanahorias y zumo de manzanas, templado, con unas gotas de limón.
- Varias veces al día, tomar el caldo desinflamante, de manzanas, cebollas y zanahorias, a partes iguales.
- Comer abundantes manzanas crudas o asadas o cocidas.

Inflamación crónica del hígado

- Nada de salsas ni frituras. Reducir las grasas al mínimo.
- Mínimo de huevos y quesos; nunca por la noche.
- Comidas ligeras, pero nutritivas. Manzanas en abundancia.
- Caldo desinflamante, de manzanas, cebollas y zanahorias, dos o tres veces al día, media hora antes de cada comida.
- No ingerir celulosa fuerte de las hortalizas ni de las frutas, ni pieles u hollejos.

- Poca leche, sólo si se tolera. Algún yogur.
- Nata, con prudencia.
- Jugo de manzana en cada comida, alternando con jugo de zanahoria.
- Nada de carnes ni pescados, ni mariscos; nada de picantes o irritantes.
- Ensaladas con abundante zanahoria rallada.
- Cenas muy ligeras, a base de fruta fresca y pan integral, algo de nata y un poco de miel.
- Nada de comidas o bebidas heladas o frías.

Cálculos biliares (piedras en la vesícula)

- Nada de huevos ni queso.
- Nada de carnes, ni pescados, ni mariscos.
- Nada de leguminosas secas.
- Nada de fruta oleaginosa.
- Mucha fruta en los desayunos y en las cenas.
- Abundantes zumos de frutas en ayunas y a media tarde.
- Mucha ensalada en las comidas.
- Caldo oxidante y alcalinizante a base de lechuga, cebolla, zanahoria, apio y col verde, con poco aceite y menos sal. Tres tazas al día. En cada toma, añadir el zumo de medio limón grande, o uno entero si es pequeño.

Observaciones finales. Bien compatibles con los alimentos cocinados, hay pocos jugos. Sólo el jugo de manzana, el de peras, el de zanahorias, se prestan para bebidas de mesa, siendo el mejor el de manzana, por ser más digestivo y sano. Le sigue el de zanahoria. También el jugo de remolacha puede ser bebida de mesa; sólo o con algo de nata líquida.

Cuanto más tiempo se está comiendo, mayor tiempo, como es natural, están segregando jugos las glándulas estomacales. A su vez, una completa masticación no sólo obliga a una mayor secreción de jugos digestivos, sino que ya es una manera de digerir en la boca los alimentos. Es ayudar poderosamente al estómago. Y los delicados de estómago, sobre todo, deben tener muy en cuenta el proceso de masticación para ayudar a sus estómagos a digerir mejor, más fácil y en menor tiempo.

La saliva contiene propiedades digestivas de gran importancia, que se aprovechan con una completa masticación.

- Es muy agradable la *mahonesa,* pero castiga seriamente el hígado, por dos motivos: por el huevo y por el aceite. Los sanos de hígado deben comerla con prudencia para no enfermar al hígado, y los hepáticos no la deben comer, para no empeorar. Sin embargo, cuando la mahonesa está bien hecha, con aceite puro de oliva, no molesta tanto al hígado, por la razón de que el aceite está emulsionado, predigerido, y en estas circunstancias molesta poco al hígado. No obstante, los vagotónicos, los biliosos y los muy diarreicos deben conformarse con comerla solamente con los ojos, para no ofender al hígado e intestinos, a la vez que evitar diarreas.

  Los estreñidos pueden usar más ampliamente de este condimento, ya que tienen menos bilis que los vagotónicos, y más bien les sirve de ayuda intestinal, de paso que comen con agrado.
- La *sanfaina* o *pisto,* tan agradable, se debe usar con suma prudencia, como condimento, pero no como plato de alimento, como es costumbre. Castiga el estómago y estropea el hígado, a la vez que propende a la inflamación de riñones.
- *Aceite emulsionado.* El aceite, al llegar al duodeno, se tiene que digerir, emulsionándose con la acción de la bilis. Pero batiéndolo bien, con algo de pan o ajo, se emulsiona, y así es más digerible y más sano, a la vez que más agradable.
- El *aceite usado, de freír.* Cuanto más frito está el aceite, más indigesto es y menos se mezcla con los alimentos que condimenta. Este aceite, para las sopas, condimenta mal, y queda sobre el caldo, molestando seriamente al hígado.
- *Aceite condimentado para ensaladas.* Se machacan ajos sin pelar, se ponen en la aceitera, con aceite, para tres días, más o

menos, dos o tres dientes de ajo, buenos, grandes, o más si son pequeños; se remueve bien, se deja así toda la noche y al día siguiente está bien ese aceite para poner a las ensaladas y otras comidas, como hervidos, etc. Es así aperitivo, el aceite, y digestivo. Si se le pone albahaca al aceite, resulta muy agradable la ensalada.

- Hay la mala costumbre de cortar la *lechuga*, menuda, y así lavarla bien. De este modo pierde gran parte de elementos bioquímicos en ese lavado. Se deben lavar las hojas enteras y luego cortarlas.

  Otra mala costumbre es la de poner la lechuga en agua largo tiempo. De este modo pierde gran parte de su valor químico, por la disolución y pérdida de sales, vitaminas, etc. Sólo se debe remojar algo, cuando está marchita.

- La *zanahoria* es una gran medicina para el hígado. Para la vitalidad general, es un tónico. Cruda, o el zumo, es lo mejor. El zumo de zanahorias es una gran bebida de mesa, comparable al zumo de manzanas.

- La uva, fruta maravillosa y magnífica que aparte de su gran valor nutritivo es muy saludable por sus propiedades terapéuticas, tiene cierta acción colagoga (facilita la secreción biliar), siendo muy útil en los enfermos del hígado y vesícula biliar por esta causa.

LA COCINA DEL ENFERMO DEL HÍGADO

La verdadera medicina debe comenzar en el plato.
Que es la cocina actual, y cada vez peor, la causante
de la inmensa mayoría de los males humanos.

Ensaladas

Habiendo ensaladas, no debemos iniciar las comidas con sopas porque éstas diluyen los jugos pancreáticos, sino que debemos empezar las comidas con ensaladas, que contienen todas las sustancias alimenticias en estado fresco y natural.

Ensaladas verdes y frescas son fácilmente digeribles y forman los alimentos más ricos en vitaminas y sales minerales, que purifican y renuevan la sangre y tienen efecto curativo en muchas enfermedades, particularmente las del hígado y de las vías biliares.

Ensalada de lechuga

Para seis personas: 2 lechugas medianas, 3 cucharadas de aceite, 2 cucharadas de zumo de limón, poco o nada de sal.

Escoger y lavar cuidadosamente las hojas de las lechugas. Escurrirlas sin romperlas. No se debe preparar la ensalada hasta el momento de servir. Se puede añadir perifollo finamente trinchado.

Otros la prefieren a la crema, y la aliñan con ½ dl de nata y un poco de zumo de limón.

Ensalada de escarola

1 escarola grande, 3 cucharadas de aceite, 2 cucharadas de zumo de limón, poco o nada de sal.

Proceder como en la receta anterior. ¡Cuidado con los gusanitos al limpiar las hojas! También es menos frágil que la lechuga.

Ensalada de achicoria

1 achicoria grande rizada, 4 cucharadas de aceite, 2 cucharadas de zumo de limón, poco o nada de sal.

Proceder como en las recetas anteriores. ¡Cuidado con los gusanitos al limpiar la achicoria! Algunos ponen en la ensaladera un trocito de corteza de pan en el que se ha restregado ajo, para aromatizar la ensalada. Se puede remover cuanto se quiera, por ser sus hojas más resistentes.

Ensalada de berros

Se aderezan con poco aceite y también se mezclan a menudo con rodajas de remolacha roja.

Ensalada de endibias

Debe prepararse por adelantado. Las hojas demasiado largas se cortarán en trozos. Las hojas tiernas de los salsifís, las achicorias silvestres y los dientes de león hacen las ensaladas un poco duras y ligeramente amargas, pero sanas y económicas.

Ensalada refrescante

2 tomates, 1 pepino, 1 cebolla, 1 pimiento verde, 1 lechuga, aceite, zumo de limón y sal (poca o, mejor, ninguna).

Se cortan y lavan las hojas de lechuga y se ponen en una fuente: se aderezan con aceite y limón. Se monda el pepino y se corta en rodajas finas, se hace lo mismo con el tomate, cebolla y pimiento, y se aderaza con limón, aceite y sal. Se dispone sobre las hojas de lechuga de forma que cada cosa cubra una parte de la fuente, y se sirve.

Ensalada de tomates

Los tomates maduros se lavan, se cortan en tajadas y se mezclan con un poco de sal y aceite o nata.

Ensalada mixta

Lechuga, hojas tiernas de espinaca, rabanito, achicoria, etc., se lavan, se escurren bien, se cortan (hay que emplear todas las partes) y se aderaza con zumo de limón y aceite o una salsa cruda de tomates.

Lechuga con tomates

Se prepara la ensalada como se indica arriba, se agregan rodajas de tomate, una pizca de sal y aceite y se completa con salsa de yogur. La ensalada se puede preparar también cada una aparte, poniendo los tomates en el medio de la fuente, y rodeándolos con la lechuga.

Otras ensaladas de tomates

Tiene gran valor curativo en enfermedades del hígado e intestinos, como también en reumatismo.

- Los tomates se cortan en rodajas y se mezclan con cebolla, perejil y berro picados, aderezando con nata o aceite.
- Los tomates maduros se cortan y se agregan cebolla, ajo y apio picados y se adereza con nata o aceite. Esta ensalada rejuvenece todo el organismo.
- Los tomates maduros se cortan, se mezclan con pepinos cortados en rodajas y se agrega cebolla y perejil picado, aderezando con aceite o nata o yogur.
- 2 partes de tomates, 1 parte de espárragos, 1 parte de guisantes tiernos y unas hojas de lechuga; se mezcla y se agregan hierbas aromáticas a gusto, picadas. Se adereza con nata.

Ensalada de guisantes con tomate

Se lavan los tomates y se cortan en trocitos. Se ponen con los guisantes en una ensaladera y se aderezan con aceite, zumo de limón y sal. Puede añadirse cebolla picada y perejil. La mezcla se deja reposar durante un cuarto de hora. Esta ensalada sirve para rellenar tomates.

Ensalada de apio

Fortalece los nervios, purifica la sangre y activa los riñones. El bulbo se ralla, se pican tallos y hojas blancas, se agregan nueces o coco rallado o tomates cortados y se adereza con nata o una salsa cruda apropiada.

Ensalada de espinacas

Se lavan, se secan en un paño y se agregan berros, todo bien cortado. Se adereza con salsa de tomate o nata.

Ensalada de primavera

Esta ensalada tiene excelente efecto sobre la actividad del hígado y del bazo y es depurativa de la sangre. Se toman partes iguales de espinacas, berros, diente de león, verdolaga, hojas tiernas de rabanitos y acelgas, todo cortado. Pueden agregarse aun hierbas aromáticas picadas. Se adereza con zumo de limón y aceite.

Ensalada salud

Para esta ensalada se usan solamente hojas muy tiernas de achicoria, espinaca, diente de león, lechuga, acedera, berro, etc., el interior de coles de Bruselas, etc.; se pican varios ingredientes como perejil, cebolla, apio, y se añaden a la ensalada, la cual se adereza con aceite y zumo de limón o salsa cruda de tomates.

Ensalada vigor

Purifica la sangre. Se prepara en partes iguales de judías tiernas, mastuerzo, guisantes y habas tiernas, cogollos de alcachofa, etc. Se adereza con nata o aceite y zumo de limón.

Ensalada de remolacha

Es un excelente remedio contra la anemia, enfermedades de los riñones y del estómago. Por su alto valor curativo habría que agregar a cada ensalada verde un poco de remolacha rallada. En caso de anemia se toma el jugo de la remolacha con nata. La remolacha tierna rallada sirviéndola con bastante nata sobre hojas de lechuga, forma una ensalada excelente. Puede aderezarse también con zumo de limón y aceite.

Ensalada de cebollas

Se cortan cebollas en rodajas, se agrega un poco de sal (o se prescinde de ella), zumo de limón y aceite o nata.

Ensalada de puerros

Limpiar los puerros y cortarlos en rodajas gruesas. Calentar aceite en la sartén y rehogarlos durante veinte minutos, retirarlos del fuego y aderezarlos con una mezcla de manzana rallada, zumo de limón y cominos.

Ensalada de espinacas y lechuga

Se limpian la lechuga y las espinacas (hojas tiernas) y se cortan a pequeños trocitos; se mezclan bien con cebolla picada y se sazona con aceite, zumo de limón y poco o nada de sal.

Ensalada de zanahorias

3 partes de zanahorias, 1 parte de apio, 1 parte de rábanos, 1 parte de remolacha. Se rallan y se aderezan por separado. Se colocan sobre hojas de lechuga y se acomodan en forma decorativa.

Otra ensalada de zanahorias

Zanahorias ralladas se mezclan con coco rallado, nueces o piñones o cacahuete crudo picado, y si se quiere, con un poco de nata o aceite.

Ensalada de patatas

Es un remedio excelente contra la acidez de estómago y tiene efecto purgante. Se mezclan dos partes de patatas crudas peladas y ralladas, una parte de ajo y perejil bien picado y se adereza con nata o aceite.

Otra ensalada de patatas

Patatas crudas se pelan y se rallan, se mezclan con cacahuete rallado o con nueces, y se aderezan con salsa de tomates. Se pueden preparar también con nata y miel.

Ensalada de pepinos

Es un remedio en enfermedades del hígado. Los pepinos se cortan en rodajas o se rallan. Pueden mezclarse con tomates, con lechuga o con ambos. Se aderezan con nata o yogur o aceite y limón.

La ensalada de pepinos tiene efecto nocivo cuando se le agrega sal y vinagre, lo mismo los pepinos que se conservan en estos condimentos. Esta es la causa que los hace difícilmente digeribles.

Se recomienda prepararla poco antes de consumirla.

Otra ensalada de pepinos

Los pepinos se cortan en rebanadas finas y se mezclan con berros. Se sirve sobre hojas de lechuga y se adorna con tajadas de tomates y tiritas de pimiento, espolvoreando con coco rallado.

Ensalada de col blanca

Tiene valor curativo en la ictericia. Hay que cortar muy fina la col, o rallarla. Se puede agregar, según gusto, comino, semilla de apio, orégano, ajo y cebolla. Se adereza con zumo de limón y aceite.

Ensalada de rábanos

Los rábanos se pelan, se rallan, se aderezan con zumo de limón, aceite y poca sal. También se pueden cortar en rodajas finas que se espolvorean con poca sal y se dejan tapados en cualquier lugar fresco; se agrega zumo de limón y aceite.

Una preparación ideal y más saludable es mezclar los rábanos rallados con cacahuete crudo molido y miel, pero sin sal.

Ensalada de judías verdes

Esta ensalada es muy fortificante. Las judías tiernas se limpian, se cortan y se mezclan con zanahorias ralladas, cebollas y perejil picados, zumo de limón y aceite.

Ensalada italiana

Se ralla apio, zanahorias, remolachas, rábanos o cualquier otra verdura, cada una aparte. Se cortan pepinos, tomates, col blanca, puerro, etc., y se adereza todo por separado con zumo de limón, con aceite y un poquito de sal. Las rodajas de tomates se rocían sólo con aceite de oliva. Se coloca cada cosa en un plato sobre hojas de lechuga en forma vistosa y se adornan con aceitunas y nueces.

Ensalada de pimientos

Se cortan pimientos dulces, tomates y cebolla; se pica perejil y apio y todo se mezcla agregando aceite de oliva.

Ensalada de coliflor

Se pone la coliflor en agua salada por espacio de media hora; se lava con agua pura, se separa la flor de los troncos, se pica muy menuda, se adereza con un poco de sal, aceite y zumo de limón. Se le puede añadir puré de tomates.

Del mismo modo se prepara la ensalada de bróculi.

Ensalada variada

Se compone de coliflor, zanahorias, tomates, guisantes tiernos y rábanos, todo crudo. Se corta la coliflor a pedacitos y se tiene una hora en agua y sal; luego se lava con agua pura abundante. En una gran fuente o bandeja se disponen los vegetales de la siguiente manera: primero una faja de coliflor cortada, luego otra faja de zanahoria rallada, después otra faja de guisantes, otra de coliflor y por fin otra de rodajas de tomate. Los rábanos, cortados al estilo de flores, se reparten en torno a la fuente. Se cubre todo con una salsa o con aceite y limón.

Ensalada de alcachofas

Especial para enfermos del hígado. Se quitan las partes duras de las alcachofas y se cuecen; una vez frías se rocían con zumo de limón. Se saca el corazón de las alcachofas. Se pica con tomate y cebolla; se sazona esta mezcla con aceite, sal y zumo de limón y con ella se rellenan las alcachofas.

Ensalada Ninon

3 endibias, 1 achicoria, 3 huevos duros, 2 dl de aceite, un ajo picado y un poco de sal.

Preparación

Hervir los huevos, lavar y limpiar las endibias y la achicoria, sazonar con el aceite, el ajo picado y la sal. Adornar con las claras de huevos cortadas en tiras y las yemas picadas.

Ensalada Andrea

1 apio, 250 gramos de patatas, 250 gramos de judías verdes, 4 huevos, 4 tomates, zumo de limón y mahonesa.

Limpiar las patatas y las judías y cocerlas en agua salada. Blanquear el apio en agua hirviendo durante 2 minutos. Cocer los huevos. Mondar y cortar las patatas y el apio en lonjas. Añadir las judías verdes y aliñar con zumo de limón. Adornar con los huevos duros y los tomates cortados por la mitad. Servir con mahonesa.

Ensalada rusa

Partes iguales de patatas, zanahorias, judías verdes y guisantes, una cebolla y salsa mahonesa.

Preparación
Se hierven las verduras, se cortan en pedazos pequeños y se mezclan. Se aderezan con salsa mahonesa o sólo con aceite, sal y limón. Se dejan reposar una hora y se sirven. Puede adornarse con rodajas de huevos duro, tomates crudos, tiras de pimiento asado y aceitunas.

Ensalada castellana

Tres zanahorias, patatas, una taza de guisantes tiernos, un puñado de habichuelas, una coliflor, tres tomates, una cebolla, perejil, aceite, sal, zumo de limón y de lechuga.

Preparación
Cocer las verduras separadamente. Mezclar la cebolla y el perejil picados, el aceite, sal y los zumos. Cortar las patatas, las habichuelas y las zanahorias y aliñar con dicha salsa cada verdura por separado. En una gran fuente poner la coliflor entera en medio y las demás verduras en torno formando radios. Circundarlo todo con rodajas alternadas de tomate y limón.

Ensalada imperial

Cogollos de alcachofa, judías blancas, judías verdes, nabos tiernos, zanahorias, 2 tomates, guisantes, coliflor, 1 lechuga, 2 huevos duros, ½ litro de mahonesa, aceitunas.

Preparación

Cocer por separado cada una de las verduras. Escurrirlas, dejarlas enfriar, cortarlas en trocitos y mezclarlas con una buena mahonesa. Servir en una ensaladera adornada con rodajas de tomate y de huevo duro, aceitunas deshuesadas y hojas de lechuga.

Ensalada Matignon

¼ de kilo de judías verdes, 200 gramos de patatas nuevas, 1 lechuga, 2 tomates, 150 gramos de nata, zumo de limón y sal.

Preparación

Cocer las judías y las patatas en agua salada. Dejarlas enfriar y cortarlas en trocitos. Añadir la lechuga, lavada y deshojada, la nata, el limón y la sal. Remover y adornar con el tomate cortado en rodajas.

Macedonia escandinava

125 gramos de cada verdura, elegidas a voluntad entre las siguientes: cogollos de alcachofa, patatas, judías verdes, judías blancas, nabos, zanahorias, guisantes, 4 huevos duros, zumo de limón, hierbas finas y mahonesa.

Preparación

Preparar y cocer por separado las verduras. Cortarlas en trocitos, las claras de huevo duro en tiras. Ponerlo todo en una ensaladera. Machacar las yemas de los huevos duros en un bol y añadir 2 dl de aceite, gota a gota, para que la salsa quede fina y untuosa. Incorporar las hierbas finas, y sazonar con zumo de limón y sal. Verter sobre la ensalada y mezclarlo todo bien. Se puede cubrir la ensalada con salsa mahonesa.

Ensalada americana

3 naranjas, 20 nueces grandes, 1 lechuga, 100 gramos de nata y zumo de limón.

Preparación
Cortar las naranjas en finas rodajas sin quitarles la piel. Partir, pelar y cortar las nueces en trocitos. Limpiar la lechuga, deshojarla y cortar por la mitad las hojas. Colocarlo todo en una ensaladera. Añadir la nata y el zumo de limón y remover.

Ensalada Coralia

2 apios pequeños, ½ kilo de patatas, aceite, 4 huevos duros, zumo de limón, sal, mahonesa.

Preparación
Cocer las patatas en agua o al vapor. Blanquear el apio durante 2 o 3 minutos en agua hirviendo. Cocer los huevos. Pelar el apio y las patatas y cortarlos en rodajas. Añadir los huevos cortados en cuartos. Sazonar con el zumo de limón y cubrir con la mahonesa.

Ensalada Estrella

2 manzanas reinetas medianas, 125 gramos de remolacha, 75 gramos de apio, 12 nueces frescas grandes, 2 endibias, aceite, zumo de limón y sal.

Preparar el aliño con el aceite, el zumo de limón y la sal. Cortar el apio en finas lonjas y tenerlo dos horas en el aliño. Añadir las nueces peladas y partidas en cuartos, y las manzanas sin piel y cortadas en finas rodajas. Revolver. Adornar por encima la ensaladera con hojas de endibia y rodajas de remolacha.

Salsas para ensaladas

Salsa base. Se baten 4 cucharadas de aceite con 1 o 2 cucharadas de zumo de limón y un poquito de sal de apio hasta que espese. A esta salsa puede agregarse cebolla finamente picada y espolvorearse con comino y orégano molido.

Salsa de tomate. Tomates pelados se pican finamente o se pasan por la máquina; se agrega perejil, cebolla y ajo finamente picados, 2 o 3 cucharadas de aceite y un poquito de sal, batiendo bien.

Salsa de tomate con nata. Tomates pelados se muelen o se pican finamente, se agrega ajo y albahaca finamente picados, una pizca de sal, y aceite (por cada taza de tomate media taza de crema y una cucharada de aceite), mezclando todo. Esta salsa es de sabor exquisito.

Salsa de hierbas aromáticas. Se baten 3 cucharadas de aceite con una cucharada de zumo de limón y un poquito de sal de apio; se agregan, según gusto, hierbas aromáticas tales como perejil, apio, tomillo, orégano, albahaca, berro, cebollín, etc.

Salsa verde cruda. Se pican finamente albahaca, orégano, perejil y unos dientes de ajo. Se agrega bastante zumo de limón, aceite de oliva y un pellizco de sal. Se mezcla bien y queda lista para acompañar cualquier plato.

Allioli. Se machacan en un mortero unos dientes de ajo, se agrega un poco de sal y poco a poco una taza de aceite, moviendo vigorosamente hasta que espese. Se echa jugo de limón y se trabaja otro poco hasta que la salsa obtenga cierta consistencia.

Salsa de suero de leche. Suero de leche, sal y aceite se sacuden y se agregan cebolla finamente picada, orégano y tomillo molidos y picados.

Salsa de yogur. Una yema de huevo se bate bien, agregando un poquito de sal y zumo de limón. Se sigue batiendo y se va agregando aceite, cebolla rallada o picada bien fina y comino. Luego se agrega el yogur. Es una salsa francesa para el verano.

Salsa de cebolla. Una cebolla mediana se pica finamente, se agrega jugo de limón, sal de apio, tres cucharadas de buen aceite y dos cucharadas de nata, batiendo. Al final se agregan hierbas aromáticas a gusto, finamente picadas.

Tomates crudos rellenos

Se emplean tomates medianos de buen aspecto y no demasiado maduros. Se les quita una tapa en la parte superior, sacando luego la semilla y un poco de pulpa. Aparte se prepara el relleno con requesón, un poco de nata, una cucharada de aceite, una pizca de sal, cebolla y perejil picados muy fino, dos dientes de ajo rallados y un poco de pimiento rojo también picado muy fino. Se mezcla todo muy bien y se rellenan los tomates con esta pasta. En el centro de cada tomate se coloca una aceituna. Se disponen en una fuente sobre hojas de lechuga y se decora con rabanitos cortados en flor.

Tomates rellenos con espárragos

6 tomates, 24 espárragos, 1 huevo, media cebolla, perejil picado, aceite, sal y zumo de limón.

Preparación

Se cuecen los espárragos; se usa la parte blanda, cortada en pequeños trozos. Se pican la cebolla, el perejil y el huevo duro. Se mezcla con sal, zumo de limón y aceite y con esta mezcla y los pedazos de espárrago, se rellenan los tomates, que han sido previamente vaciados. Se sirven sobre hojas de lechuga.

Tomates Termidor

6 tomates, 2 cucharadas de guisantes tiernos, media cebolla, perejil, hojas de espinacas tiernas y salsa mahonesa.

Preparación

Cortar la parte superior de los tomates y vaciarlos. Picar la pulpa extraída con la cebolla, el perejil y la cebolleta; mezclarlo con los guisantes y la mahonesa, y llenar los tomates con esta mezcla.

Ensalada valenciana

100 gramos de arroz integral, una lechuga, un manojo de berros, un pimiento colorado, un diente de ajo, una aceituna sin hueso, comino, zumo de limón, aceite y sal.

Preparación

Se pone el arroz en remojo durante una noche, se cuece con agua abundante en la olla a presión por espacio de tres cuartos de hora, se escurre bien y se pone a la entrada del horno para que se seque. Se pone en una fuente, se deja enfriar y se recubre con una ensalada preparada con los otros ingredientes.

Ensalada parisién

¼ de kilo de judías verdes, 2 cucharadas de cebolla picada, 1 pimiento morrón picado, perejil picado, una yema de huevo, una cucharada de queso de Parma rallado y zumo de limón.

Preparación

Se cortan las judías a trocitos y se cuecen. A la media hora se escurren y se mezclan con el pimiento, la cebolla y el perejil picado. Se bate la yema y se va echando aceite; cuando está bastante espesa se añade el zumo de limón y se mezcla con las verduras. Se pone en una fuente sobre hojas de lechuga y se espolvorea con queso rallado.

Ensalada provenzal

Judías blancas cocidas, cebolla, aceite, sal y zumo de limón. Se disuelve la sal en el zumo de limón, se añade cebolla picada y aceite. Se riegan las judías (que se habrán dejado enfriar) con esta salsa y se sirven.

Ensalada carotina

Muy recomendable para los enfermos del hígado. Se limpian zanahorias tiernas y jugosas y se cuecen enteras durante diez minutos. Se dejan enfriar, se cortan en rodajas y se mezclan con cebolla picada. Se aderezan con aceite, sal, zumo de limón y dos cucharadas de zumo de zanahorias crudas. Es un excelente plato frío.

Tomates delicia

Se escogen tomates grandes, se lavan y se cortan en rodajas gruesas; se colocan en una fuente plana y se les agrega encima una capa de hojas de albahaca y ajo finamente picados, un poco de sal y aceite de oliva. Es un bocado exquisito.

Tomates sanos y lisos se lavan y se cortan por mitades o en rodajas gruesas. Se ponen en una fuente sobre hojas de lechuga y se rocían con aceite de oliva. Se adorna cada mitad o rodaja con un copete de zanahoria rallada. El trío curativo combate el estreñimiento y los trastornos hepáticos en general.

Verduras

La mejor manera de preparar las verduras es estofándolas y rehogándolas a fuego lento con olla tapada, pues de esta manera no se pierden tan fácilmente las sustancias valiosas y nutritivas como sucede con el cocimiento rápido. Al cocinar las verduras siempre debería usarse poca agua.

Las verduras nunca se deben escaldar como a menudo suelen hacer los cocineros; tampoco se debe desperdiciar ningún caldo de ellas, porque en el caldo están contenidas las sustancias nutritivas.

La mayoría de personas, aunque emplean las verduras como parte de su alimentación diaria, ignoran su gran valor vitalizante. Generalmente las verduras se toman cocidas. Pero muchas de ellas pueden tomarse crudas, con gran ventaja para la salud.

La licuadora eléctrica es un excelente medio para extraer los zumos de las verduras. Las verduras que se utilizan para obtener zumos deben ser frescas y tiernas; las viejas no son recomendables porque rinden poco zumo. Las raíces (zanahorias, remolacha, rábanos, nabos, etc.) se limpian con agua y un cepillo, se quitan los puntos negros con un cuchillo y sin mondarlas se pasan por un rallador. Las hojas y frutos (lechugas, acelgas, alcachofas, coliflor, col, berenjenas, tomates, pimientos, etc.) se lavan bien con agua abundante y una vez escurridas se trituran en pequeños pedazos por medio de una maquinilla, con un trinchante o con un cuchillo.

Los zumos vegetales se preparan poco antes de tomarlos, puesto que si hay que guardarlos mucho pierden gran parte de sus propiedades. No se les debe añadir sal.

Pueden emplearse solos o mezclados con caldo de verduras, sopas o purés.

Las verduras, en general, proporcionan buena cantidad de celulosa, que limpia el intestino como si fuera una esponja y corrige y evita el estreñimiento.

Tomando hortalizas crudas se aprovechan todas sus propiedades, casi todas ellas pueden tomarse crudas en ensalada, como hemos visto más arriba, si se tiene la habilidad de escogerlas, mezclarlas y prepararlas debidamente.

Las *espinacas* y las *acelgas* destacan por su gran contenido en hierro. Son útiles en las anemias, estados de agotamiento, debilidad nerviosa, enfermedades del hígado, etc., aunque los enfermos de litiasis biliar deben proceder con cautela por lo que a las espinacas se refiere.

La *alcachofa*, ya lo hemos visto, es el alimento específico de los enfermos del hígado. Se encuentran también en este caso el *ajo,* la *cebolla* y el *puerro.*

La *zanahoria* y la *remolacha* dan energía y vigor por su riqueza en azúcares y su elevado contenido vitamínico. Su principal valor lo tienen como purificadoras de la sangre, para combatir las enfermedades del hígado.

Las *judías tiernas* son laxantes, purifican el intestino y convienen en las enfermedades del hígado y del riñón.

Para evitar que las legumbres verdes (judías, espinacas, alcachofas, etc.) se pongan amarillas al cocerlas, se hierven con mucho fuego y destapadas.

Para evitar que las legumbres blancas (coliflores, cardos, salsifís, etc.) se pongan amarillas, se cuecen lentamente y tapadas.

Ciertas legumbres cuya cocción exige mucho tiempo, se cocerán rápidamente si se recurre a la olla de presión. Son difíciles de cocer: las alcachofas, las coles, los salsifís...

Preparación de las alcachofas

Cortar el tallo, quitar las hojas exteriores, que son fibrosas, recortar las puntas de las otras hojas y lavar bien las alcachofas con agua fría.

Alcachofas hervidas

Hervir las alcachofas en agua con un poco de sal. Para escurrirlas hay que ponerlas con la punta de las hojas hacia abajo. Se puede, si se desea, extraer las hojas del corazón, quitar la pelusa que hay debajo y volver a colocar las hojas arrancadas. Aliñar con aceite y, si se desea, un poco de zumo de limón. Va muy bien, también, esparcir por encima de las alcachofas, al momento de servirlas, ajo crudo bien picado.

Cogollos de alcachofa

Cortar las hojas de las alcachofas (crudas) de modo que la parte comestible quede adherida al cogollo. Quitar las partes fibrosas y sacar la pelusa. Frotar los cogollos con limón. Hervirlos durante 20 minutos. Echarlos en el agua cuando ésta empiece a hervir.

Cogollos de alcachofa a la lionesa

Para 6 alcachofas de tamaño regular, 200 gramos de champiñones.

Preparación

Preparar los cogollos como se indica en la receta anterior. Quitar la pulpa de las hojas, mezclarla con los champiñones trinchados y salteados en mantequilla. Poner un poco de este picadillo sobre cada cogollo y cocer lentamente, en una cazuela, durante 20 minutos. Colocarlos después en una fuente de horno.

Preparar una salsa blanca con 40 gramos de harina, 50 gramos de mantequilla, 1 dl de agua fría y ½ litro de agua caliente. Desleír la harina en agua fría. Poner a hervir el ½ litro de agua y verter la preparación, sin dejar de remover, cuando el agua hierva. Echar un poco de sal. Por cada ⅓ de litro de esta salsa, se añade 100 gramos de queso de gruyer rallado.

Con esta salsa, cubrir los cogollos de alcachofa y gratinar al horno.

Alcachofas en salsa

Se limpian, quitando las hojas duras y se lavan. Se cortan las puntas y se cuecen durante diez minutos en agua y sal y jugo de limón. Se tuesta un poco de harina en aceite, se añade el caldo, se revuelve y luego se agregan las alcachofas a la salsa dejando hervir otro rato a fuego lento. Se sazona con huevo batido con nata y perejil picado.

Alcachofa a la huertana

6 alcachofas medianas, 2 tomates, 1 limón, 1-2 yemas de huevo, 1 taza de agua, 1 taza de aceite, laurel, comino, tomillo y sal.

Preparación

Se quitan las partes duras de las alcachofas, se fríen en aceite junto con los tomates, una zanahoria cortada y los condimentos, por espacio de 10 minutos. Se añade una taza de agua y limón, y con la cacerola tapada se deja cocer a fuego lento hasta que las alcachofas estén tiernas. Se cuela y al jugo se incorporan 1 o 2 yemas de huevo; se rocían las alcachofas con esta salsa y se sirven.

Alcachofas a la catalana

Se hace un sofrito de tomate y cebolla en mantequilla, se añade sal y zumo de limón y en este sofrito se rehogan unos minutos setas en trocitos. Se añaden por último los fondos de las alcachofas (previamente cocidos en agua hirviendo) y se tiene al fuego todo junto un rato. Sírvase con una salsa blanca.

Alcachofas a la barbacoa

Una vez quitadas las hojas más duras y cortadas las puntas si no son muy tiernas, se cuecen sólo a medias en agua y sal. Se ponen a escurrir invertidas y se rellenan con un picadillo de ajo, perejil, cebolla dorada en mantequilla, trocitos pequeños de aceitunas, pan tostado rallado y unas ralladuras de queso, más el aceite y la sal que se precise. Así rellenas se ponen hacia arriba en la parrilla y se asan rociadas con aceite.

Alcachofas primavera

Una vez quitadas las partes duras de las alcachofas, se rocían con zumo de limón y se abren un poco por el centro. Se prepara una mezcla de pan rallado, cebolla, ajo, perejil trinchados y se sazona con sal. Con ello se llena el hueco central de las alcachofas; éstas se ponen en una fuente entre rodajas de tomate, se añade el aceite y el agua y se cuece todo por espacio de ½ hora.

Alcachofas a la casera

Una vez hervidas las alcachofas y partidas en dos, se colocan en una fuente que resista el fuego. Aparte se fríe cebolla, ajos, perejil, todo picado y muy menudo, y setas cortadas en pequeños pedazos; se añade agua y se vierte sobre las alcachofas. Cocer a fuego lento.

Alcachofas a la ampurdanesa

Se cortan las alcachofas por la mitad, quitando las hojas duras. Se cuecen con agua y sal; aparte se hace un sofrito de cebolla picada y muy menuda. Cuando las alcachofas están a medio cocer se escurren, se colocan en la cazuela, se echa por encima el sofrito y se acaban de cocer a fuego lento.

Alcachofas a la levantina

6 alcachofas, 3 tomates grandes, perejil, aceite y sal. Se quitan las hojas duras de las alcachofas, se parten por la mitad, se pelan los ra-

bos y se parten en trocitos. Se cuece todo y se coloca en la cacerola con el tomate aliñado con perejil y sal (poca).

Alcachofas a la buena mujer

Se quitan las partes duras de las alcachofas, se hierven y después se hace un sofrito de cebollas, ajos, piñones, unas cuantas uvas pasas remojadas, perejil, el zumo de un limón y hierbas finas, a voluntad. Se echa este sofrito en una cazuela de barro y se colocan encima las alcachofas hervidas. Se tapa la cazuela y se cubre la tapa con brasas de carbón encendidas.

Alcachofas con tomate

Preparadas las alcachofas, se rehogan con cebolla y un poquito de pimentón, y aderezadas con perejil picadito y sal se cuecen al horno bastante tiempo en una salsa de tomates machacados (sin piel ni semillas).

Alcachofas Carlota

Bien limpias las alcachofas, se introduce entre sus hojas una mezcla de pan rallado, huevo duro en trocitos, y pedacitos de pimiento encarnado y de setas asadas. Se atan las alcachofas para que no se salga el relleno y se fríen.

Alcachofas gran duquesa

Quitadas las hojas de fuera y cortadas las puntas, se parten las alcachofas en dos mitades a lo largo, se cuecen en agua y sal y se dejan escurrir. Aparte se prepara la siguiente pasta: se amasa mantequilla con leche cruda, picadillo de trufas, huevos duros triturados, yemas crudas y la harina necesaria, amasando todo bien para que dé por resultado una pasta bien espesa. Se puede añadir, si se desea, un poco de jugo de tomate frito. Con la masa indicada se cubre cada mitad de alcachofa formando como si fuera la otra mitad y rebozando el conjunto en huevo y harina o pan rallado, se fríen con cuidado.

Alcachofas al horno

Se lavan, se les quitan las partes duras y se cortan las puntas. Se hierven durante algunos minutos en agua y sal; se escurren y se colocan en una fuente con aceite, cebolla, ajo, orégano, perejil y unos tomates picados. Se cuece en horno moderado.

Alcachofas a la piamontesa

12 de alcachofas medianas, 100 gramos de mantequilla, 1 huevo cocido, 1 limón grande, 2 cucharadas de pan rallado y un poco de perejil.

Preparación

Una vez cocidas las alcachofas se escurren bien y se pasan por la mitad de la mantequilla fundida, añadiéndoles el perejil y el huevo duro, muy bien picados. Pónganse al horno a medio fuego y al servirlas se disponen en una fuente regándolas con la mantequilla restante, en la cual se habrá frito el pan rallado. Rocíense finalmente con el zumo del limón.

Alcachofas a la paisana

Se hace un sofrito de tomate y cebolla en aceite o mantequilla y en él se rehogan las alcachofas. Se añade agua o caldo de verduras una cabeza de ajo, tomillo y una pizca de canela, incorporando también unos trozos de tomate y poniendo a cocer durante una hora a fuego lento no muy fuerte.

Alcachofas a la borgoñesa

Se toman alcachofas grandes, que se parten en 4 trozos, quitándoles las hojas más duras y las puntas. Según se van cortando se ponen en agua con zumo de limón para que no pierdan su color. Échense en una cacerola donde habrá un poco de mantequilla, se les añade sal y un poco de pimienta y se agrega caldo vegetal, cubriendo la cacerola y dejando rehogar todo bastante tiempo.

Cuando las hojas de las alcachofas se separen con facilidad se añadirán cebollas, cortadas en trocitos, previamente pasadas por la sartén en un poco de mantequilla. Dejar cocer el conjunto a fuego lento hasta que se halle a punto. Se dispone entonces una fuente, donde se echa el guiso, vertiendo por encima el jugo (que se reducirá al fuego si resultó algo claro), rociando con zumo de limón a voluntad y salpicando de perejil muy picado.

Alcachofas rellenas favorita

Se quitan las hojas duras, se lavan las alcachofas, se cortan las puntas y se cuecen en poca agua y sal. Aparte se hace un frito de cebolla y perejil bien picados. Se le agrega pan mojado en leche y exprimido, dos dientes de ajo finamente picados, huevo batido con un poco de nata y sal, mezclado bien. Se abren las alcachofas y se rellenan con esta pasta. Se ponen en una fuente de horno, se rocían con aceite y salsa de tomate y se colocan al horno hasta que estén listas para servir.

Alcachofas con habas

Se rehogan durante unos quince minutos las habas tiernas, en olla de barro, con aceite, una cabeza de ajo entera, una hoja de laurel y una copa de zumo de uvas. Se tienen limpias y preparadas las alcachofas y se ponen con las habas en la olla. Se va agregando agua caliente poco a poco. Si se quiere que queden jugosas, se les agrega en el último momento un poco de agua hirviendo y dos o tres almendras bien machacadas en el mortero. Otro hervor más y estarán listas para servir.

Alcachofas para entremés

Por entremeses se entienden golosinas que se intercalan entre los platos o que se toman como estimulante al principio de la comida. Son manjares que deben usarse con mucha moderación y por lo mismo se pueden hacer más sabrosos que las comidas habituales.

Preparación

Se toman cogollos de alcachofa, se bañan en huevo batido y se envuelven en galleta rallada que tenga mezclado un diente de ajo pisado al mortero y un puñado de perejil finamente picado. En el hueco se pone un poco de masa clara, hecha con huevo y un poquito de galleta rallada y con ella se pegan unos cuantos guisantes hervidos. Se ponen al horno, en lata untada con mantequilla, y luego que ya no huelen a ajo crudo, se dejan enfriar. Se sirven frías con berros o lechuga.

Cebolla

Cebollas con patatas

Se pelan cebollas pequeñas y se estofan en poco aceite, añadiendo un poco de agua y de sal. Se agregan patatas peladas y cortadas en trocitos. Antes de servirlas se añade nata y se condimenta con ajo y perejil picado.

Cebollas rellenas

Se pelan cebollas grandes que se cuecen unos minutos en agua y sal; se escurren, se ahuecan cuidadosamente y se prepara el relleno siguiente: se muele trigo cocido, también se puede usar harina integral cocida como polenta, mezclando con pan remojado y exprimiendo, un poco de sal, huevo batido, ajo, perejil, orégano, tomillo, salvia y se añade el interior de las cebollas, todo picado. Si todo está bien mezclado se rellenan las cebollas, poniéndolas en una asadera con aceite, cubriéndolas con migas de pan y crema y se ponen al horno. Puede emplearse también un relleno de puré de patatas, de arroz, de guisantes, etc.

El caldo de cebolla no debe tirarse; debe aprovecharse para hacer sopas, purés, etc., ya que tiene importantes propiedades curativas y beneficia al hígado.

Cebollas con nata

Se pelan las cebollas, se cortan, se rehogan en aceite y se condimentan con sal y nata. Se sirven con patatas, arroz o fideos.

Cebollas en salsa

Se pelan cebollas pequeñas y tiernas y se cuecen en poca agua y sal. Se agrega perejil picado y se sirven en salsa de tomates y con un puré de patatas o polenta.

Cebollas Margarita

1 kilo de cebollas, 2 huevos, ½ taza de agua, ½ de nata, ½ pimiento colorado fresco, 2 cucharadas de aceite, 1 cucharadita de cominos y sal.

Se cortan las cebollas en rodajas finas y se rehogan 10 minutos en aceite muy caliente, con el pimiento cortado en pedazos, el comino y la sal. Se baten los huevos, se mezclan con el agua y la nata, se vierte todo sobre las cebollas y se cuece al horno entre 15 y 25 minutos.

Cebollas estofadas

Han de ser tiernas y pequeñitas. Se pelan y se ponen con aceite en una cazuela de barro, dejándolas dorar. Se mueven sacudiendo la cazuela y no se revuelven de otra manera para no estropearlas.

Agregar después un poco de tomillo, orégano y laurel, un puñado de hongos previamente remojados, 4 dientes de ajo enteros, un vaso grande de zumo de uvas y unas gotas de jugo de limón. Tener bien tapada la cazuela y dejarla a fuego moderado hasta que las cebollas estén interiormente cocidas. Si fuese necesario, agregar de cuando en cuando algunas cucharadas de caldo vegetal o agua caliente.

Espárragos

Espárragos al natural

Cortar el extremo terroso, mondar enteramente la parte blanca y lavarlos con agua fría. Hervirlos durante 20 minutos en agua salada. Escurrirlos y servirlos acompañados de una salsa: blanca, mahonesa, etc.

Espárragos en lonjas

4 docenas de espárragos, 50 gramos de mantequilla, 50 gramos de harina, 60 gramos de cebollas pequeñas, ½ litro de caldo vegetal, 1 huevo.

Cortar la parte tierna de los espárragos en pequeñas lonjas. Preparar un roux claro con la harina, la mantequilla y el caldo. Para hacer el roux claro se funde la mantequilla. Cuando está caliente, a punto de humear, se añade la harina y se va removiendo hasta que toma un ligero tono tostado. Se echa poco a poco el líquido caliente sin dejar de remover. Se añade sal.

Añadir las cebollas, hierbas aromáticas, sal y los espárragos. Cocer lentamente durante 1 hora. Ligar la salsa con el huevo en el momento de servir.

Espárragos en *soufflé*

3 docenas de espárragos, 50 gramos de mantequilla, 50 gramos de harina, ½ litro de aceite, 100 gramos de gruyer y huevos.

Preparación

Preparar los espárragos conforme se indicó en la receta «Espárragos al natural». Cortarlos, una vez cocidos, en rodajas de unos 2 centímetros. Hacer una salsa a base de salsa blanca (hecha con harina, mantequilla y agua) a la que se incorpora queso de gruyer rallado.

Esperar a que se enfríe la salsa y añadir las yemas de los huevos y las claras batidas a punto de nieve. Cocer la mezcla en un molde untado de mantequilla, al baño María o al horno, durante 45 minutos. Servir con salsa suprema.

Berenjenas (preparación)

Escoger berenjenas duras y de piel completamente lisa. Para estofarlas, saltearlas o gratinarlas, se mondan, se cortan en rodajas o en cuartos, se les echa sal y se ponen a escurrir en una ensaladera, donde han de estar media hora. Hay que secarlas antes de cocinarlas.

Para rellenarlas, hay que cortar en dos mitades las berenjenas, hacerles varios cortes superficiales con un cuchillo y freírlas durante 6 o

7 minutos. Deben freírse por el lado de la pulpa, que se reservará para el relleno. Guardar los medios cascos para llenarlos con la preparación escogida.

Berenjenas rellenas

3 berenjenas, 40 gramos de mantequilla, relleno vegetal y pan rallado.

Preparación

Partir las berenjenas por la mitad. Prepararlas como se indica en la receta anterior. Trinchar la pulpa reservada y mezclarla con el siguiente relleno: 30 gramos de mantequilla, 1 cucharada de aceite, 60 gramos de cebolla, 60 gramos de chalotes, 125 gramos de champiñones, sal. Se calientan los cuerpos grasos y se doran la cebolla, el chalote y los champiñones muy picados. Se les pone sal y se cuecen hasta conseguir una mezcla espesa. Para que ésta quede más ligada, se puede añadir un poco de pan rallado (una cucharada) y pulpa de tomate. Si se quiere fortalecer la condimentación, se añade ajo picado.

Llenar los medios cascos con esta preparación (la pulpa reservada mezclada con el relleno vegetal). Espolvorear de pan rallado y salpicar de trocitos de mantequilla. Tener a horno medio durante una hora.

Berenjenas rellenas a la crema

3 berenjenas, 1 dl de nata, 50 gramos de queso rallado, ¼ de litro de salsa bechamel.

Preparación

Cortar las berenjenas en dos sin pelarlas. Prepararlas como se ha indicado más arriba. Freír y trinchar la pulpa reservada. Mezclarla con la salsa bechamel espesa e incorporar la nata. Espolvorear con el queso rallado. Ponerlo todo en una fuente a gratinar y tenerlo 1 hora a horno suave.

Berenjenas con tomate

3 berenjenas, ¾ de kilo de tomates maduros, 40 gramos de mantequilla, perejil, 5 dientes de ajo, sal.

Preparación

Preparar un puré de tomate. Para ello se cuecen durante 10 minutos, sin agua, en una cazuela. Luego se pasan por el colador para recoger el puré. Freír en aceite las berenjenas en rodajas de un centímetro de grueso. Colocar en una fuente de horno una capa de tomate y encima otra de berenjenas. Las dos capas deben sazonarse y espolvorearse con perejil y ajo picados. Salpicar de trocitos de mantequilla y rehogar en el horno durante 45 minutos.

Berenjenas a la barbacoa

Las berenjenas, no excesivamente grandes, se parten por la mitad y se cortan a lo largo en tiras, poniéndolas en un adobo hecho con aceite, zumo de limón, sal y un poco de orégano como aromático. Cuando se hayan empapado bien se asan en una parrilla hasta estar en su punto.

Berenjenas a la hortelana

Peladas y limpias se cortan a lo largo en rebanadas como de medio centímetro de grueso, se les añade sal y se pasan por harina para freírlas seguidamente sin llegar a dorarlas del todo, poniéndolas en una fuente en que se llevarán al horno. En el aceite sobrante se fríen unos tomates, un poco de perejil y unos dientes de ajo, y cuando el sofrito está a punto se añade un poco de agua y una cucharada de harina, haciendo una salsa que se pasará por colador para verterla sobre las berenjenas antes preparadas. Espolvoréense con queso y llévense al horno un poco.

Acelgas (preparación)

Cortar los extremos manchados de tierra, quitar las hojas verdes. Dividir los tallos en trozos de 3 a 4 centímetros. Quitar a estos trozos, con ayuda de un cuchillo, la piel delgada que los envuelve. Tener las acelgas a remojo en agua fría y luego hervirlas en agua con un poco de sal. Escurrirlas y servirlas con una salsa.

Acelgas a la provenzal

1 kilo de acelgas, 50 gramos de mantequilla, 1 cucharada de aceite, 15 gramos de ajo, perejil.

Preparación

Preparar las acelgas según se indica en la receta anterior. Después de hervirlas durante 35 minutos en agua salada, escurrirlas. Calentar en una sartén la mantequilla y el aceite, echar las acelgas en trozos y saltearlas con el ajo finamente picado. Servir con perejil picado.

Acelgas con salsa

Las acelgas, cuyos troncos se han cortado en pequeños pedazos, se dejan cocer durante 15 minutos en poquísima agua. En una cacerola se prepara una salsa con aceite, harina y agua caliente; se añaden las acelgas y se deja cocer todo junto diez minutos más y se sirve.

Cardos (preparación)

Los cardos requieren una limpieza cuidadosa. Hay que quitar los tallos duros, los ajados, los huecos y esponjosos. Se deben calcular dos terceras partes de desperdicio.

Además de haberlos escogido con cuidado, se conservarán únicamente las partes blancas y tiernas. Cortarlos en trozos de 8 o 10 centímetros. Quitar los filamentos, frotar los trozos con limón y echarlos en agua fría con zumo de limón. Hervir los cardos en un blanco para verduras, que se prepara, para un litro de agua, con una cucharada de harina desleída en tres cucharadas de agua y una cucharada de zumo de limón. Terminada la cocción, se pueden dejar los trozos de cardo en el blanco, donde se conservan perfectamente durante 24 horas. Se sirven con salsa blanca, salsa Mornay o salsa holandesa.

Cardos gratinados

3 kilos de cardos sin limpiar, 150 gramos de champiñones, limón, pan rallado.

Preparación
Limpiar los cardos y prepararlos según la receta anterior. Picar 250 gramos de cardos con los champiñones. Poner los cardos restantes en una fuente de horno, cubrir con el picadillo de cardos y champiñones, salar, echar zumo de limón, espolvorear con pan rallado y gratinar durante 20 minutos.

Zanahorias (preparación)

Raspar las zanahorias, no mondarlas, ya que la parte mejor está en las capas externas. Tratándose de zanahorias viejas se quita el alma, que es dura y leñosa, y luego hervirlas en agua salada durante 30 o 40 minutos para que pierdan su sabor demasiado fuerte. Las zanahorias se presentan cortadas en rodajas, en dados, en palitos o en forma de aceitunas. Después de rasparlas se lavan con agua fría.

Zanahorias con mantequilla

Escoger zanahorias pequeñas y tiernas, rasparlas, lavarlas y ponerlas en una cazuela con la cantidad de agua fría necesaria para que las cubra. Salar con moderación y cocer despacio, volteando de vez en cuando las zanahorias. Cuando estén cocidas, comprobar la condimentación y servir con mantequilla fundida y perejil.

Zanahorias a la bechamel

Preparar las zanahorias como en la receta anterior. En el momento de servir, cubrirlas con una bechamel mezclada a una yema de huevo.

Zanahorias a la crema

Preparar las zanahorias como en la receta anterior, pero sustituyendo la yema de huevo por nata.

Apio (preparación)

Arrancar todas las ramitas y hojas verdes. Reservar la parte inmediata a la raíz, pelarla y prepararla. El pie de apio que se necesita para cada dos personas es de un largo de 18 a 20 centímetros. Lavarlo bien en agua fría y enrollarlo con un bramante que no se quitará hasta después de la cocción. Hay que hervirlo durante 15 minutos en agua salada. Después escurrirlo. Se puede servir acompañado, o cubierto, de una salsa blanca o similar. Si se sirven fríos, se pueden presentar con mahonesa.

Setas

Champiñones en *blanquette*

½ kilo de champiñones, 20 gramos de harina, 100 gramos de mantequilla, 1 limón, 2 yemas de huevo, 125 gramos de nata, 125 gramos de pan cortado en dados, sal.

Preparación

Limpiar los champiñones y ponerlos en una sartén. Rehogarlos durante 2 o 3 minutos en 60 gramos de mantequilla. Espolvorearlos de harina y echar agua caliente, removiendo sin cesar, a fin de obtener una salsa un poco clara. Sazonar y hervir a fuego lento durante 20 minutos. En el momento de servir, añadir la nata ligada con las yemas, así como el jugo de limón y adornar la fuente con cuscurros fritos en la mantequilla restante.

Setas rellenas

Una vez escogidas las setas, de la clase denominada «rovellons», se separan los rabos de los casquetes, se lavan bien éstos, se escurren y se echa en cada uno unas gotas de aceite. Colocarlos sobre una plancha o en una parrilla caliente y tenerlos al homo de 7 a 8 minutos. Retirarlos, darles la vuelta, y dejarlos enfriar. Cortar los extremos sucios de tierra de los rabos, lavarlos bien, y utilizarlos para el relleno vegetal, que se prepara conforme se indicó para la receta «Berenjenas rellenas». Llenar las setas con este picadillo, disponiéndolo en forma de montículo y espolvorear con un poco de pan rallado. Colocarlas en una plancha de horno. Distribuir sobre ellas unas gotas de aceite y gratinar durante 12 o 15 minutos.

Setas a la barbacoa

Para esta preparación, sirven lo mismo los «rovellons» que los champiñones de cultivo. Escoger los mayores. No hay que mondarlos:

basta lavarlos y frotarlos en agua con zumo de limón y quitar los rabos. Colocarlos en una parrilla con la parte bombeada hacia abajo, y rociarlos con unas gotas de aceite. Tenerlos de 10 a 12 minutos a fuego moderado. Ponerlos después en una fuente caliente y depositar sobre cada uno de ellos unas gotas de aceite mezclado con hierbas finas trinchadas, ajo, perejil y sal.

Col (preparación)

Cortarle el troncho y quitarle las hojas marchitas. Lavarla bien y blanquearla en agua hirviendo salada durante 20 minutos.

Estofado de col

Sirve lo mismo la col roja que la blanca. Se lava la col y se corta finamente; se estofa en aceite con cebolla cortada y un poco de zumo de limón. Se condimenta con un poco de orégano y comino. Se sirve con puré de patatas o con patatas fritas.

Guiso de col

La col blanca se limpia, se corta finamente y se estofa en aceite con cebolla, puerro, apio y pimiento finamente cortados. Se agrega agua caliente, un poco de sal y unas patatas crudas cortadas en rebanadas finas, dejando cocer todo junto. Si se quiere aumentar el sabor se añade pulpa de tomate antes de retirar del fuego.

Col rellena

Una cabeza dura de col se rehoga se ahueca y se prepara el relleno como sigue: se pica el interior de la col, cebollas, pimiento y perejil;

se agregan zanahorias y guisantes, patatas u otra verdura, todo cocido y desmenuzado. Se añade un poco de sal, unos huevos batidos y pan rallado. Todo esto se mezcla bien y se rellena la col; se pone al horno o se envuelve en un paño y se cuece en agua. Una vez listo se sirve con salsa de tomate.

Coles de Bruselas (preparación)

Limpiar por separado las coles, quitando las hojas marchitas. Cocerlas en agua salada hirviendo durante 15 minutos, sin tapar.

Coles de Bruselas a la crema

Preparar las coles como se indica en la receta anterior. Hacer una salsa a la crema, añadirla a las coles y cocer la mezcla a fuego lento durante 15 minutos.

Coles de Bruselas con castañas

Cortar la corteza de las castañas y hervirlas durante 5 minutos. Así se podrán quitar fácilmente las dos pieles a la vez. Cocer seguidamente durante 25 minutos en agua o en leche. Escurrir. Mezclar las castañas con las coles previamente cocidas. Servir con la mantequilla fundida incorporada en el último momento.

Coles de Bruselas salteadas

Cocer las colas y escurrirlas. Derretir mantequilla y saltear en ella las coles. Cuando empiecen a dorarse, poner sal y añadir un poco más de mantequilla.

Coliflor (preparación)

Dividir la coliflor en ramitos. Quitar la piel a los tallos y sumergir la coliflor en agua con un poco de zumo de limón. Tenerla en este baño media hora. Después hervirla durante 25 minutos en agua salada.

Coliflor con salsa blanca

Cocer la coliflor como acabamos de explicar y reconstruirla en un bol, con los tallos hacia arriba. Volcar el bol en la fuente de servir y cubrir con una salsa blanca.

Coliflor con salsa de tomate

Proceder como en la receta anterior, pero cubriendo con salsa de tomate.

Coliflor gratinada

Cocer la coliflor como se ha indicado arriba. Colocar los ramitos en una fuente de horno. Cubrir con salsa Mornay, espolvorear con queso rallado y tener en el horno unos 10 minutos.

Pastel de coliflor

¾ de kilo de coliflor, ½ litro de salsa bechamel, 200 gramos de nata, 4 huevos, 50 gramos de queso rallado.

Preparación

Preparar y cocer la coliflor de la manera usual ya descrita, pasarla por el tamiz y mezclarla con una bechamel espesa. Añadir la nata, y las yemas de los 4 huevos, las claras batidas y el queso rallado. Poner esta mezcla en un molde untado de mantequilla y cocerla durante 10 minutos al baño María. Sacar del molde y servir con salsa de tomate.

Croquetas de coliflor

¾ de kilo de coliflor cocida, 30 gramos de mantequilla, 50 gramos de harina, ½ litro de leche, 50 gramos de queso rallado, 2 huevos, pan rallado.

Preparación

Cocer la coliflor. Cortarla en pequeños trozos. Hacer una bechamel, incluyendo el queso rallado. Ligarla con un huevo entero y la yema del otro. Mezclar con esta salsa la coliflor, sazonar y poner a enfriar. Cuando se ha enfriado, hacer croquetas con esta masa, pasarlas por la clara de huevo sobrante batida a punto de nieve, después por el pan rallado y freírlas en el aceite hirviendo.

Bróculi

Bróculi a la paisana

Se cuece un bróculi con setas frescas, coles de Bruselas, guisantes, zanahorias pequeñas, cebollas, patatas y judías verdes tiernas. Cuando está todo cocido se escurre, se hace un sofrito con aceite, cebolla, tomate y un diente de ajo; se echa una cucharada de harina y se mueve echando el caldo en que se han cocido las verduras. Cuando esta salsa está en su punto, se añade al bróculi y otros verduras, dejándolo unos minutos en el horno a fin de que las verduras tomen el gusto de la salsa.

Pepinos (preparación)

Escoger pepinos blancos. Pelarlos, partirlos en dos, quitarles las semillas, cortarlos en lonjas y hervirlos durante 20 minutos en agua salada. Los pepinos así preparados se sirven con salsa bechamel.

Pepinos rellenos

Para seis personas, 6 pepinos pequeños, 200 gramos de relleno, 50 gramos de mantequilla, 15 gramos de fécula, zumo de limón, 2 dl de caldo vegetal.

Preparación

Cortar la extremidad del pepino (la del rabo) y vaciar el interior con una cucharilla: reemplazar la pulpa extraída por un relleno vegetal *(véase* la receta «Berenjenas rellenas»). Colocar de nuevo los casquetes de los pepinos y atarlos. Derretir la mantequilla, echar en ella los pepinos, verter el caldo, sazonar y rehogar, durante hora y media. En el momento de servir, ligar el jugo de cocción con la fécula, añadir el zumo; de limón y cubrir los pepinos con la salsa.

Pepinos gratinados

Preparar los pepinos como en la receta anterior, sustituyendo el relleno por salsa bechamel. Espolvorear, con el queso rallado, colocar en una fuente de horno y gratinar durante 10 minutos.

Calabacines (preparación)

Pelarlos y limpiarlos cuidadosamente. Los pequeños se utilizan enteros. Hay que blanquearlos durante 2 minutos en agua salada hirviendo.

Los calabacines medianos, si se han de rellenar, se cortan por la mitad a lo largo, se vacían a medias y se blanquean entre 5 y 10 minutos (según su tamaño) en agua salada hirviendo. Si se han de utilizar en rodajas, no deben cortarse hasta que se hayan blanqueado.

Calabacines salteados

Preparar los calabacines como se indica en la receta anterior. Escurrirlos, cortarlos a dados, pasarlos por harina y dorarlos durante 10 minutos en la mantequilla. Servir con perifollo, perejil y estragón picados.

Calabacines gratinados

Preparar los calabacines como se indica en la receta anterior y escurrirlos bien. Calentar aceite en una cazuela y rehogar los calabacines cortados en rodajas de centímetro y medio de grueso durante 15 minutos. Sazonar. Mientras tanto, preparar una salsa bechamel. Ordenar las rodajas de calabacín en una fuente de horno, cubrirlas con la bechamel, espolvorear de queso rallado, y tenerlas a horno fuerte de 5 a 10 minutos.

Calabacines rellenos

De los calabacines tiernos se corta la parte superior y se ahuecan. Se preparará un relleno con pan remojado en leche y exprimido que se mezcla con cebolla, orégano, ajo y perejil finamente picados, huevo batido y sal. En lugar de pan puede emplearse arroz cocido. Una vez rellenos se rehogan en aceite en una cacerola tapada y se llevan al horno, rociándolos con aceite y jugo de tomate.

Espinacas (preparación)

Quitar los tallos de las hojas, lavarlas con varias aguas y hervirlas en agua salada, destapadas, durante 15 minutos. Hacen falta cerca de tres litros de agua por cada kilo de espinacas. Escurrirlas, prensarlas, pasarlas por el tamiz y cocinarlas.

Mezclar las espinacas, cocidas y pasadas por el tamiz, con salsa bechamel. Añadir 2 huevos batidos y 100 gramos de queso rallado por cada kilo de espinacas cocidas. Derretir en una sartén 100 gramos de mantequilla e ir echando en ella lentamente cucharadas de la preparación. Dorar estas porciones por ambos lados, y servir con una salsa bechamel clara.

Habas (preparación)

Si son tiernas, se cortan en trozos de 2 centímetros. Si son demasiado granadas, se desgranan, se quita la piel a los granos y se separan sus dos mitades. Se hierven durante 15 minutos en agua salada y con una cucharada de ajedrea picada.

Habas a la crema

Hervir las habas como se indica en la receta anterior. Derretir mantequilla y rehogar en ella las habas durante una hora. Añadir 1 dl de nata por cada kilo de habas desgranadas y peladas 5 minutos antes de servir.

Habas a la catalana

Se limpian las habas sin mojarlas. Se añade aceite, ajos, cebolla, unas hojitas de perejil, menta y una taza de agua. Muy poca sal. Se dejan cocer a fuego lento hasta que estén bien blandas.

Judías verdes (preparación)

Cortar las puntas de las judías y tirar hacia abajo para desprender el hilo del borde de la vaina. Si son grandes, se cortan por la mitad a lo largo. Lavarlas con agua tibia y hervirlas seguidamente en agua salada. Si se quiere conservar el color verde, se echan a puñados, esperando después de cada puñado a que el agua vuelva a hervir. Esto se hace con el recipiente destapado. La cocción durará 20 minutos. Las judías verdes no deben quedar demasiado blandas.

Judías verdes a la inglesa

1 kilo de judías, perejil picado, 50 gramos de mantequilla. Proceder como se explica en la receta anterior. Añadir a las judías, hervidas y escurridas, la mantequilla cruda y el perejil picado.

Judías verdes a la crema

1 kilo de judías, 30 gramos de mantequilla, ½ litro de nata. Poner las judías, una vez hervidas, en una cazuela con mantequilla. Calentar la nata, añadirla a las judías y cocer a fuego lento durante 15 minutos.

Judías verdes a la marsellesa

1 kilo de judías, ½ litro de puré de tomate, perejil picado. Hervir las judías, escurrirlas y ponerlas en una cazuela con el puré de tomate Cocer lentamente durante 20 minutos. Añadir el perejil picado en el momento de servir.

Judías verdes con huevos

Se cuecen unas judías endureciendo unos huevos en la misma agua, para ganar tiempo. Prepárese un sofrito de ajos picados, una hoja de laurel y perejil; se aparta este sofrito del fuego y se le añaden dos yemas de huevo desleídas en un buen caldo de verduras. Entonces se incorporan las judías y los huevos duros, partidos en rodajitas, y se deja hervir todo hasta que aquéllas estén casi secas, en cuyo punto se sirven.

Judías verdes a la buena mujer

Se cuecen las judías en agua y sal hasta que estén blandas. Rehóguese en una cacerola un poco de ajo y cebolla muy picada, hasta que ésta se dore. En este sofrito se echan las judías, muy bien escurridas, rehogándolas perfectamente. Por otro lado, se cuecen en la menor agua posible tomates partidos, cebollas, una patata, ajos y un poco de pimentón, añadiendo un clavillo de especia. Cuando esto esté hecho, se moja todo y se pasa por el tamiz para que resulte una pasta fina y algo clara. Se sirven las judías en una fuente rodeadas de la citada salsa o puré.

Judías desgranadas (preparación)

Desgranar las judías y hervir los granos en agua salada, en compañía de un diente de ajo, hierbas finas y unas rodajas de zanahoria. La cocción debe ser lenta y durar 40 minutos.

Judías desgranadas con tomate

1 kilo de judías, 50 gramos de mantequilla, 100 gramos de cebollas, 1 kilo de tomates maduros. Preparar las judías como en la receta anterior. Fundir la mantequilla y dorar en ella las cebollas. Añadir los tomates cortados en rodajas y rehogar durante media hora. Se puede servir con salsa de tomate en salsera.

Judías blancas a la provenzal

1 kilo de judías, 60 gramos de mantequilla, 125 gramos de cebollas, 10 gramos de ajos, 10 gramos de chalotes, 1 tomate, ½ litro de caldo

vegetal, una hoja de laurel. Derretir la mantequilla y rehogar en ella las cebollas. Añadir el ½ litro de caldo. Cuando esta mezcla hierva, añadir las judías y a continuación el ajo, el chalote, el laurel y el tomate pelado y sin semillas. Cocer a fuego lento durante una hora. Echar el caldo hirviendo a medida que la preparación lo vaya absorbiendo. Añadir la sal después de 2 horas de cocción. Pero han de cocerse durante 3 horas como mínimo, a fuego lento.

Lechuga (preparación)

Quitar las hojas estropeadas y recortar el troncho. Lavar cuidadosamente la lechuga, sumergiéndola cabeza abajo en agua fría. Repetir, la operación cambiando el agua varias veces. Escurrir y hervir durante 8 o 10 minutos en agua salada. Pasar por agua fría, volver a escurrir y exprimir la lechuga para que suelte toda el agua.

Lechugas estofadas

6 lechugas, 80 gramos de mantequilla, 60 gramos de cebollas, 1 dl de caldo vegetal, 6 rebanadas de pan. Derretir la mantequilla. Echar en ella las lechugas bien lavadas y rehogarlas durante 20 minutos. Añadir las cebollas trinchadas, verter el caldo, salpimentar. Tapar herméticamente y cocer durante una hora. Freír las rebanadas de pan en mantequilla y colocar una lechuga sobre cada rebanada. Servir aparte, en salsera, una salsa adecuada.

Maíz en mazorca (preparación)

Quitar las hojas verdes y dejar las blancas. Cortar el tronco a ras de la mazorca. Lavar con agua fría. Hervir en agua sin sal, a la que se puede añadir un poco de leche (1 dl por 2 litros de agua). La cocción durará de 20 a 25 minutos. El maíz está cocido cuando los granos se desprenden con facilidad. Escurrir y servir caliente.

Maíz con mantequilla

Presentar las mazorcas calientes en una fuente cubierta con una servilleta. Servir aparte mantequilla y sal.

Mazorcas de maíz con salsa

Las mazorcas tiernas y limpias se cortan en trozos pequeños; se hacen hervir en poca agua y sal, hasta que estén bien blandos. Después se vierte encima una salsa blanca con jugo de limón o salsa de tomate y se sirven con patatas.

Mazorcas de maíz a la americana

Unas cebollas picadas se fríen en aceite con tomates y pimientos dulces, agregando un poco de sal. Cuando todo está frito, se añaden las mazorcas ralladas y un vaso de leche. Se deja cocer todo a fuego lento, echando todavía más leche en caso de que sea necesario.

Castañas (preparación)

Cortar la corteza de las castañas y hervirlas durante 5 minutos. Así se podrán quitar fácilmente las dos pieles a la vez. Cocer seguidamente durante 25 minutos en agua o en leche. Escurrir y servir con sal y mantequilla.

Castañas con cebollas

1 kilo de castañas pequeñas, ¼ de kilo de cebollas, sal, 50 gramos de mantequilla, 1 litro de caldo vegetal. Mondar las castañas como se indica en la receta anterior. Dorar las cebollas en la mantequilla y añadir las castañas. Sazonar. Verter el caldo y cocer durante ½ hora.

Nabos (preparación)

Mondar los nabos y cortarlos en rodajas o en trocitos. Hervirlos durante 20 minutos en agua salada. Y ya se pueden cocinar.

Nabos a la crema

Se lavan los nabos y se cortan en rodajas que se cuecen en agua con sal, agregando unas patatas, apio y cebolla cortada. Se espesa el caldo con harina desleída con leche, dejándolo cocer todo un rato más, revolviendo a menudo. Se adereza con nata y perejil picado.

Nabos salteados

Los nabos cocidos en poca agua se cortan en trozos que se saltean en aceite. Se espolvorean con perejil picado y se sirven con fideos o arroz.

Nabos gratinados

1 kilo de nabos, 60 gramos de mantequilla y 1 litro de caldo vegetal. Para la salsa: 20 gramos de mantequilla, 40 gramos de harina, ½ litro de leche y pan rallado.

Preparación

Pelar los nabos, cortarlos en finas rodajas. Calentar la mantequilla y saltear en ella los nabos. Añadir el caldo caliente y cocer a fuego lento durante 45 minutos. Preparar una salsa bechamel. Colocar los nabos en una fuente de horno, cubrir con la salsa, espolvorear con pan rallado y cocer en el horno durante 15 minutos.

Guisantes (preparación)

Desgranar los guisantes poco antes de ponerlos a cocer. Para conservarlos, envolverlos en un trapo. Hay que tener presente que 1 kilo de guisantes con vaina se reduce a 350 o 400 gramos de guisantes desgranados.

Guisantes sabrosos

Guisantes tiernos se estofan con cebollas, apio, puerro, pimiento, todo cortado finamente, en aceite con un poco de agua. Se sala y se agrega pulpa de tomate y ajo picado. Se espolvorea con migas de pan tostado y se rocía con nata. Se coloca en el horno durante algunos minutos.

Guisantes a la inglesa

1 kilo de guisantes desgranados, 50 gramos de mantequilla, 3 litros de agua, sal, menta, hinojo.

Preparación
Hervir el agua con la sal (7 gramos por litro), echar los guisantes y cocerlos durante 15 minutos. (Deben quedar enteros). Escurrirlos, espolvorearlos de sal. Servir aparte, como acompañamiento de la mantequilla y en platos separados, las hierbas finas.

Guisantes a la paisana

1 kilo de guisantes desgranados, 30 gramos de mantequilla, una lechuga, 50 gramos de cebollas, 15 gramos de azúcar, 20 gramos de harina, ¾ de litro de agua.

Poner los guisantes en una cazuela con el agua, la mantequilla, la lechuga y las cebollas. Salar y cocer a fuego regular durante 25 minutos. Añadir el azúcar y ligar la harina con el juego de cocción.

Guisantes estofados

Los guisantes desgranados se estofan en dos cucharadas de aceite, agregando un poco de agua o caldo vegetal. Se sazona con perejil picado u orégano y se sirven con arroz.

Guisantes a la flamenca

¾ de kilo de guisantes desgranados, ¼ de kilo de zanahorias, ½ litro de agua, 40 gramos de mantequilla. Poner en una cazuela el agua, la mantequilla y las zanahorias cortadas en trocitos. Cocer durante 15 minutos. Añadir los guisantes, salar y continuar la cocción, a fuego lento, durante 30 minutos. Para hacer el plato más sabroso, se puede añadir un manojo de vainas que se retirará en el momento de servir.

Corona de arroz con guisantes

¼ de kilo de arroz, 110 gramos de mantequilla, 1 kilo de guisantes desgranados, 50 gramos de cebollas. Cocer el arroz utilizando el agua de los guisantes, que se habrán cocido «a la francesa» *(véase* la receta siguiente). Completar con caldo vegetal. Cuando el arroz está cocido, se añaden 60 gramos de mantequilla. Formar un círculo con el arroz y poner los guisantes en medio.

Guisantes a la francesa

1 kilo de guisantes desgranados, 50 gramos de mantequilla, 50 gramos de cebollas pequeñas, 2 lechugas, 15 gramos de azúcar. Fundir la mantequilla en una cazuela, echar los guisantes, tapar y rehogar durante 20 minutos. Añadir seguidamente las cebollas, las lechugas, el azúcar y la sal. Volver a tapar con la tapadera al revés y echar en ésta un vaso de agua para que se conserve la humedad durante la cocción. Rehogar durante hora y media.

Puerros (preparación)

Usar preferentemente puerros blancos. Quitarles las raíces, recortar las hojas estropeadas y lavarlos cuidadosamente. Hervirlos durante media hora en agua salada y en un recipiente destapado. Escurrirlos y servirlos con salsa blanca, mahonesa u otra adecuada.

Puerros gratinados

Cocer los puerros como se indica en la receta anterior, colocarlos, bien escurridos, en una fuente de horno, cubrirlos con salsa blanca, espolvorearlos de queso rallado y gratinarlos al horno durante 20 minutos.

Patatas

Patatas cocidas con piel

Lavar las patatas y echarlas con piel en agua fría salada: Ponerlas al fuego y, cuando el agua empieza a hervir, rebajar y cocer lentamente durante 20 minutos. Dejar que se escurran, o tenerlas a fuego lento durante 10 minutos para que se sequen, y servirlas con mantequilla fresca.

Patatas al vapor

Pelar las patatas, lavarlas y depositarlas en una marmita de doble fondo, con agua el de abajo y agujereado el de arriba. Hacer hervir el agua a fuego vivo y luego cocer lentamente durante 20 minutos. Escurrirlas, rociarlas de mantequilla derretida y espolvorearlas de perejil picado.

Patatas a la crema

Cocer 1 kilo de patatas cortadas en trozos y escurrirlas. Fundir 40 gramos de mantequilla en una cazuela, añadir 2, dl de nata y las patatas y cocer suavemente durante 5 minutos.

Patatas con salsa

Pelar las patatas y hervirlas en agua salada. Escurrirlas y cubrirlas con salsa blanca, o salsa de tomate u otra salsa al gusto.

Ensalada de patatas

Cocer las patatas con piel. Pelarlas y cortarlas en rodajas. Colocarlas en una ensaladera, sazonarlas con una salsa hecha con 1 cucharada de zumo de limón, 3 cucharadas de aceite, hierbas finas picadas y sal. Completar el aliño a voluntad: con cebolla trinchada, perejil y un par de huevos duros, o remolacha. Para evitar que la ensalada quede demasiado seca, se pone en el fondo de la ensaladera caldo vegetal o leche.

Patatas Parmentier

¾ de kilo de patatas, ½ litro de leche, 50 gramos de mantequilla, 6 huevos, 2 dl de nata. Hacer un puré de patatas espeso *(véase* la receta siguiente), ponerlo en una fuente de horno poco profunda, abrir una scrie de agujeros en el puré y vaciar un huevo en cada orificio. Cubrirlo todo con la nata. Salpimentar y dorar en el horno durante 15 minutos.

Puré de patatas

1 kilo de patatas, ½ litro de leche, 60 gramos de mantequilla. Pelar las patatas y echarlas en agua fría salada y hervirlas durante 20 minutos. Escurrirlas y pasarlas por el tamiz estando aún calientes. Añadir la mantequilla y la leche, batiendo enérgicamente con una cuchara de madera. Una vez preparado el puré no ha de cocerse.

Patatas gratinadas

Extender en una fuente de gratinar el puré de la receta anterior, salpicando de trocitos de mantequilla o de queso rallado, y dorarlo a horno fuerte. El puré se puede mejorar añadiendo huevos, nata o queso rallado.

Puré de patatas con cebollas

Se cuecen patatas con piel, se pelan, se desmenuzan y se baten con leche caliente, pero no cocida, para hacer un puré. Luego se extiende sobre una fuente plana y se cubre con cebollas fritas con ajo. Se sirve caliente. Este plato es apetitoso, nutritivo y de fácil digestión.

Patatas sabrosas

Se cortan las patatas peladas y se ponen capa sobre capa en un molde aceitado. Sobre cada capa de patatas se colocan cebollas estofadas en aceite, alternando con repollo estofado, empezando y terminando con las patatas. Se rocía todo con leche o nata o jugo de tomates y se hace dorar al horno.

Calabaza (preparación)

Pelar un trozo de calabaza, quitarle las semillas, cortarlo en cubitos y hervirlos en agua salada durante 20 minutos.

Calabaza gratinada

¾ de kilo de calabaza pelada, ¼ de kilo de patatas, 2 huevos, 50 gramos de mantequilla, 100 gramos de queso rallado. Cocer la calabaza según se indica en la receta anterior. Cocer por separado las patatas, amasar ambas cosas e incorporar los dos huevos batidos y la mantequilla. Echar sal. Poner la mezcla en una fuente de horno, espolvorearla con el queso rallado y gratinarla durante 20 minutos en el horno.

Tomate

Tomates rehogados

1 kilo de tomates, 60 gramos de mantequilla, 4 dientes de ajo. Se escaldan los tomates durante 2 minutos, se les quita la piel, se cortan en cuatro trozos y se ponen en una cazuela con la mantequilla y el ajo picado. Salpimentar y rehogar durante una hora.

Tomates guisados

Una cebolla mediana se corta finamente y se rehoga con ajo picado en aceite; se agrega pulpa de tomate, calabacines cortados y se cuece en la cacerola tapada. Se adereza con un poco de nata y se sirve con puré de patatas u otros platos apropiados.

Tomates rellenos

Se eligen hermosos tomates cortándoles una tajada en la parte superior y sacándoles la pulpa cuidadosamente. El relleno se prepara de la manera siguiente: se mezcla pan tostado y rallado, nueces molidas, un poco de perejil picado, sal y uno o dos huevos batidos. Una vez rellenos los tomates se coloca otra vez la tajada cortada como tapa. Se pasan por una masa de harina, huevo y pan rallado y se fríen en aceite o se doran en el horno. Los tomates se sirven con ensalada o salsa.

Tomates rellenos con arroz

Se eligen tomates hermosos y macizos. Se corta una tajada en la parte superior y se les saca la pulpa. Se fríe en aceite cebolla picada, se agrega la pulpa de los tomates, perejil y ajo picado, sal y por último el arroz cocido. Se mezcla todo y se rellenan los tomates con esta mezcla. Se rocían con nata y se ponen al horno. En lugar de arroz pueden emplearse también otros cereales como trigo cocido, etc.

Tomates rellenos con puré de patatas

Ahuecar los tomates elegidos después de haberles sacado la parte superior. Al puré de patatas, ya preparado, se agregan zanahorias cortadas finamente y rehogadas en aceite, perejil picado y un poco de crema. Se mezcla y se rellenan los tomates. Se cubren con mahonesa, adornándolos con aceitunas cortadas. Se sirven con ensalada de lechuga.

Tomates con guisantes

Partes iguales de guisantes desgranados y de tomates pelados y cortados se estofan con una cebolla pequeña, picada; se agrega perejil picado y nata y se sirve con arroz o puré de patatas.

Tomates Gran Hotel

Se vacían un tanto unos tomates y el hueco se rellena con una mezcla de puntas de espárragos, trocitos de setas y de zanahoria, pedacitos de judías verdes y guisantes tiernos, todo ello cocido previamente, añadiendo hierbas aromáticas. Se añade la sal y se lleva al horno, sirviendo el plato con el propio jugo de las hortalizas que se utilizaron.

Tomates a la catalana

Se ahuecan unos tomates de buena clase y se rellenan con una mezcla de pan rallado, setas (robellones) picadas, cebolleta y ajo. Se rocían de aceite y en una cacerola plana se llevan al horno a gratinar.

Tomates asados

Se pelan unos tomates sanos, no muy grandes, que se vacían y exprimen sin despachurrarlos. Se rebozan con harina, luego se pasan por mantequilla y de nuevo por harina y se colocan en un asador, bien apretados unos con otros, teniéndolos a fuego unos minutos.

Tomates a la levantina

1 kilo y medio de tomates maduros, 1 cebolleta, 200 gramos de arroz, 1 pimiento verde, 30 gramos de queso rallado, 50 gramos de mantequilla, 1 dl de aceite, perejil y una hoja de laurel.

La cebolleta y el pimiento se cortan finamente y se rehogan un rato en el aceite, añadiendo luego el arroz y el laurel. Agregar después un vaso de agua caliente, o mejor de caldo de cereales, dejando cocer hasta que el arroz haya absorbido el líquido. Por otro lado se les corta a los tomates una rodaja y se vacían un poco quitándoles también las semillas, rellenándolos a renglón seguido con el arroz antes preparado. Colóquense en un recipiente donde quepan bien ajustados y manteniéndolos derechos rocíense con mantequilla derretida y salpíquense con el queso rallado y un poco de perejil, llevándolos al horno.

Flan de verduras

Pasta *brisée*, bechamel, 125 gramos de cada de judías verdes, guisantes desgranados, zanahorias y patatas, 50 gramos de mantequilla, 60 gramos de queso rallado, pan rallado.

Preparar una pasta *brisée* de la que se emplea para hacer tartas. Esta pasta se prepara con 250 gramos de harina, 125 gramos de mantequilla, 2 dl de aceite, una pulgarada de sal, agua. Se procede así: poner la harina en la tabla pastelera, hacer un hoyo en medio y echar en él el aceite, la sal y la mantequilla en trocitos. Remover ligeramente con la punta de los dedos para mezclar la mantequilla con la harina. Echar el agua, dando vueltas con un batidor. Amasar la pasta a mano. Esta operación debe hacerse deprisa: así la pasta queda mejor. Se puede dejar en reposo todo un día, después de haber hecho con ella una bola, cubierta con un gran bol.

Extender la pasta con el rodillo hasta que tenga ½ centímetro de espesor y formar con ella una tartera redonda que tenga de 25 a 25 centímetros de diámetro. Sirve igualmente para forrar moldes pequeños, redondos o alargados.

Extender la pasta *brisée* en una tartera y cocerla durante 15 minutos al horno. Cocer las verduras, cortadas en trocitos, en agua salada y saltearlas en mantequilla. Colocar en la tartera, sobre la pasta *brisée,* una capa de salsa bechamel, echar encima las verduras y cubrirlas con otra capa de bechamel. Espolvorear con el queso rallado y el pan rallado. Terminar la cocción a horno fuerte.

Jardinera de verduras

150 gramos de zanahorias, 150 gramos de nabos, 200 gramos de judías verdes, 60 gramos de mantequilla, 200 gramos de guisantes desgranados, 1 coliflor pequeña, 150 gramos de frijoles.

Limpiar y lavar las zanahorias y los nabos. Cortar unos y otras en bastoncitos. Las judías verdes se cortan en trocitos cuadrados después de cocerlas, y la coliflor se divide en ramitos. Las verduras se hierven por separado en agua salada. Pueden servirse así por separado, o todas mezcladas.

Ramillete de verduras

Las mismas verduras que en la receta anterior, más: 200 gramos de patatas, perejil picado, 50 gramos de mantequilla.

Preparar las verduras y las patatas. Proceder como en la jardinera. Presentar las verduras por variedades y espolvorear con perejil picado. También se puede, si se quiere, saltear las patatas en mantequilla.

Mosaico de verduras guisadas

6 alcachofas, 1 taza de guisantes desgranados, 4 patatas, 2 cebollas, 1 diente de ajo, 3 tomates, 2 tazas de agua, 70 gramos de almendras, 1 vasito de aceite, 1 rodaja de limón, laurel, sal.

Después de eliminadas las partes duras de las alcachofas, se cortan de arriba abajo en cuatro partes; las patatas y las cebollas, una vez mondadas, se cortan en rodajas gruesas, y junto con las habas y los guisantes se echan en una cacerola que contenga aceite caliente y se rehogan durante ¼ de hora. Se añaden los tomates, el ajo y el laurel, se deja rehogar otros 5 minutos y se agrega el agua, la sal y el limón y, bien tapado, se deja cocer por espacio de ½ hora.

Puede servirse así si se desea o se puede hacer más sabroso añadiendo la salsa de almendras como se explica a continuación. En un mortero se machacan las almendras mondadas hasta convertirlas en una masa fina a la que poco a poco se mezcla caldo del guiso; esta horchata se echa en el condimento, se deja todo junto otros 5 minutos en el fuego y se sirve.

Caldos – Sopas – Potajes – Purés

El *caldo base de verduras* o caldo sencillo es el que se da como alimento ligero a los enfermos o sirve de base para preparar diversas sopas o bien como complemento a añadir a determinados guisos. Este caldo simple se prepara cociendo, en bastante cantidad de agua, verduras, hortalizas y demás vegetales apropiados, pudiendo aromatizarse con los condimentos naturales y añadiéndole poca o ninguna sal.

Los vegetales que pueden emplearse son los siguientes: patata, zanahoria, cebolla, puerro, ajo, apio, acelgas, espinacas, judías, etc. Puede aromatizarse con tomillo, laurel, romero, perejil, etc., siempre con moderación.

El *caldo mixto de verduras y cereales* se hace como el anterior, pero poniendo varias clases de verduras y también trigo y avena. Este caldo, al que debe añadirse un poco de aceite crudo mientras se hierve, constituye una base ideal, sustanciosa, agradable y nutritiva para hacer toda clase de sopas y purés. Los cereales deben emplearse íntegros, es decir, sin quitarles su cubierta de salvado, que es la que contiene la mayor parte de los elementos minerales, más la celulosa.

El *caldo de cereales* se hace con los granos enteros de alguno de los siguientes cereales: trigo, avena, cebada, arroz integral. Se toman unos 150 gramos en total para 2 litros de agua, que después de la cocción se convertirá en 1 litro de caldo. Después de seleccionar y lavar los granos, se ponen en remojo en agua fría durante 1 o 2 días. Después se ponen a cocer en la cantidad indicada de agua. Se dejan hervir durante

2 horas y ½ o 3, a fuego lento, hasta que los granos revienten, pero hoy se cuecen rápido en la olla a presión. Entonces se saca el caldo del fuego, se deja enfriar y se pasa por la batidora. Pueden añadirse a los cereales diversas verduras y vegetales que mejoran el gusto y aumentan la riqueza del caldo en principios minerales: cebolla, ajo, puerro, tomate, zanahoria, apio, acelga, nabo, espinaca, chirivía, col, coliflor, lechuga, calabacín, etc. Se aromatiza todo con tomillo, laurel, menta, anís, comino, orégano, etc.

Los *caldos de cereales, legumbres y verduras* son muy completos y nutritivos. Se toman 60 gramos en total de granos (trigo, avena, etc.), 60 gramos en total de legumbres (judías, lentejas, garbanzos, etc.) y alrededor de 400 gramos de verduras.

Es conveniente y muchas veces absolutamente necesario –dice el doctor Vander–, que los alimentos lleguen al estómago perfectamente molidos y triturados, lo cual se consigue comiendo despacio y masticando cuidadosamente. Procediendo de tal modo llega a formarse con los alimentos una papilla blanda o medio líquida que no obliga a trabajar tanto al estómago. La masticación perfecta facilita extraordinariamente la digestión y evitan que lleguen al intestino fragmentos gruesos que puedan irritarle.

En muchos casos resulta difícil o imposible tan perfecta masticación, bien sea por el nerviosismo y la prisa fuerza de la costumbre o por dentadura deficiente. En este caso son muy útiles los alimentos en forma de *purés.*

Los purés son alimentos blandos de fácil digestión, pero es preciso prepararlos debidamente para que con ellos se obtengan las ventajas que pueden proporcionar. Deben ser tomados despacio, ensalivándolos y masticándolos bien, para no tragar deprisa.

Pueden prepararse en forma de puré los siguientes alimentos:

1. Las *harinas:* son muy nutritivas, pero deben prepararse con harinas de cereales integrales para que conserven las vitaminas y minerales; deben ser molidos finos para evitar que las cortezas de los granos queden en fragmentos capaces de irritar el intestino. Los copos de avena son de muy fácil digestión.

2. Las *legumbres* secas, como guisantes, garbanzos, judías, habas, etc. Purés de patatas, purés de verduras tiernas, etc.

   Cuando se cuecen vegetales que han de servir para preparar puré, debe hacerse con poca agua, que al cocer aún se reduzca más, pudiéndose aprovechar así el líquido en que han cocido los vegetales para hervir el puré, ahorrándose de este modo la pérdida de minerales.
3. Algunos *vegetales,* como tomates, zanahorias, pimiento rojo, berros y rábanos, y las frutas: plátanos, manzanas, peras, melocotones, albaricoques, etc., pueden prepararse en forma de purés con los modernos trituradores de cocina.

Muchos purés que suelen tomarse cocidos, después irán tomándose, progresivamente crudos, o bien ir añadiendo algo de purés crudos a los cocidos; por ejemplo, puré de legumbres cocido con puré de espinacas o de tomate, crudos.

Particularmente los purés de manzana y de plátano tienen notables propiedades terapéuticas.

Caldo vegetal básico

Este caldo vegetal puede prepararse de varias maneras, es decir, usando diversas verduras que ofrezca la estación del año. Por eso no es necesario atenerse exactamente a las verduras que se indican a continuación. Se emplean aquéllas de que se dispone; si falta una verdura, se la sustituye por otra. Se pueden usar pocas o muchas verduras, según existencias y el gusto de cada cual. Pero cuantas más, mejor. Cebollas, acelgas, zanahorias, patatas, nabos, judías verdes, boniatos, calabacín, calabaza, mazorcas de maíz, col, puerros, apio, tomates, ajos, etc.

Se lava todo bien, cortándolo en pequeños trozos. Se echa todo en una olla con suficiente agua y se cuece lentamente. Cuando todas las verduras estén cocidas, se cuela el caldo y se prepara con éste una rica sopa espesándolo con fideos o sémola o copos de avena o arroz, etc. Según gusto se aderraza la sopa con cebollas finamente cortadas y sofritas en aceite o con cuadraditos de pan tostado o con nata y huevo batido, agregándole además perejil u otras hierbas picadas.

Escurridas las verduras del caldo, se pueden servir como segundo plato con un poco de aceite y limón.

Sopas

Sopa de harina integral de trigo

Se emplea harina integral de trigo (una cucharada por persona) que se disuelve en agua fría, luego se vierte en agua hirviendo revolviéndola y cocinándola lentamente. Cuando está blanda se agrega leche caliente a gusto. Se puede preparar también con leche sola o mitad leche y mitad agua. Se sala y se sirve caliente.

Esta sopa es muy nutritiva, fortificante y combate enfermedades del estómago e intestino y en especial el estreñimiento. Es apta en especial modo para el desayuno de sanos y enfermos.

Se puede preparar también con caldo de verduras o con agua sola, agregando cebolla, apio, espinaca y ajo, todo picado. Se sazona con aceite de oliva o nata.

De la misma manera se pueden preparar sopas de harina de avena o de arroz o de sémola, etc.

Sopa de harina tostada

Se tuesta en aceite la cantidad de harina necesaria hasta que quede suavemente dorada; se vierte encima agua caliente o caldo de verduras y se revuelve continuamente para que no se formen grumos. Se sala un poco y se deja hervir más o menos 15 minutos. Se puede agregar unas hojas de laurel, cebolla o puerro bien picado. También los tomates dan un gusto muy sabroso. Se sirve con cuadraditos de pan tostado.

Sopa de pan rallado

Se tuestan seis cucharadas de pan rallado y dos cucharadas de harina en aceite hasta que se obtenga un color dorado; se vierte caldo vegetal hirviendo y se cuece todo unos minutos. Antes de servir se añaden dos huevos batidos con nata.

Sopa de patatas

Se pelan y rallan patatas crudas, echando luego en agua hirviendo con algunos ingredientes bien picados como cebolla, puerro, apio, orégano, etc., y se deja cocer todo, cuidando que no se queme. Se agrega ajo y perejil picado, un huevo batido, y se sirve con cuadraditos de pan tostado.

Sopa de arroz

Arroz integral bien lavado y remojado, se cuece en agua o caldo vegetal hasta que quede blando. Si no hay caldo preparado (vegetal) se añade al agua algunos vegetales a gusto. Se adereza la sopa con cebollas picadas y doradas en aceite o se añaden uno o dos huevos batidos y nata.

Sopa de ajos

Se sofríe cebolla hasta dorarla y unos dientes de ajo. Rehóguese en este sofrito, para que tomen el gusto, unas rebanadas de pan y agréguese luego un caldo de verduras, dejando cocer un rato.

Sopa de cebolla al queso

Se rehogan en aceite o mantequilla unas cebollas en tiritas, con otras de pimiento encarnado, más la sal necesaria. Hecho este sofrito se añaden unas ralladuras de queso y luego rebanadas de pan, que se habrán empapado en clara de huevo, e inmediatamente se agrega un buen caldo de verduras para que cueza todo junto. Al final se añade un poco más de queso rallado y se pone al horno un rato.

Sopa de tomates

Se cuecen tomates en agua con hojas de laurel y cebollas y se cuelan. El caldo se pone otra vez sobre el fuego, añadiendo cuando hierve, copos de avena. Se sala un poco y se aderiza la sopa con nata.

En lugar de copos pueden emplearse también fideos, sémola o cualquier otro ingrediente de sopa.

Sopa de coliflor

La coliflor limpia, lavada y cortada en trozos pequeños, se cuece en agua y sal hasta quedar casi blanda. Se deslíe un poco de harina con leche y se vierte en la sopa, dejando hervir todo un poco más. Se sazona luego con nata y yema de huevo.

Sopa de zanahorias

Las zanahorias deben lavarse bien y cortarlas en pequeñas rodajas, cociéndolas en agua y sal. Según gusto se puede añadir también otras verduras como nabo, apio, puerro, etc. Se fríen en aceite cebollas y ajo picados con un poco de harina y se agrega la sopa. Antes de servirla se le puede añadir un poco de nata.

Sopa de col

Se cortan finamente unas patatas, zanahorias y cebollas que se cuecen en suficiente agua con un poco de sal, agregando col blanca finamente cortada. Se deja hervir todo junto. Al final se agrega jugo de limón a gusto y aceite, dejándola hervir unos minutos más.

Sopa de cebollas

Se pican cebollas finamente, y se rehogan en aceite; se vierte encima el agua necesaria o caldo vegetal hirviendo y se agrega copos de avena o sémola o pan o harina tostada, dejándolo cocer unos 10 minutos. Se condimenta con sal, ajo y perejil picados.

Sopa de farigola (tomillo)

Cuando está hirviendo el agua se echan las ramitas de tomillo y se dejan cocer hasta que el caldo tome el gusto de éste; entonces se cuela el caldo. Se fríe un poco de aceite con cebolla picada; cuando está frito se va echando caldo de tomillo y se deja cocer un poco. Este caldo hirviendo, se echa sobre rebanadas de pan dispuestas en los platos donde ha de servirse la sopa.

Sopa de tirabeques (guisantes)

Se cuecen los tirabeques con poca agua y sal. Se echan también un nabo y una zanahoria partidos en rodajitas; cuando están los tirabeques a medio cocer se adiciona un sofrito de cebolla y tomate y se termina la cocción.

Sopa de judías verdes

Se lavan las judías y se cuecen en agua con un poco de sal. Se pican cebollas y se fríen en aceite con un poco de harina, se agrega a la sopa y se deja hervir luego todo un poco más. Se puede condimentar con perejil picado.

Sopa de calabaza

La calabaza pelada y cortada en trocitos se cuece en agua con un poco de sal o caldo vegetal. Se deslíe un poco de harina con leche y huevo, un poco de sal y se agrega la sopa, dejándola hervir unos minutos más. Luego se añade perejil u otros condimentos bien picados. Se sirve la sopa con cuadraditos de pan tostado. Se pueden aderezar también con nata.

Sopa de remolachas

Se pelan dos o tres remolachas tiernas, se cortan finamente y se cuecen en suficiente agua con un poco de sal; se añade una zanahoria, tres patatas medianas, una cebolla, todo cortado finamente, y unos dientes de ajo picados. Cuando todo está casi cocido se agregan las hojas de las remolachas u hojas de acelga cortadas finamente, dejándola cocer unos minutos más. Aparte se cuecen duros dos huevos que se pican y se agregan a la sopa. Al servirla se le añade nata y jugo de limón a gusto.

Sopa de ramillete de verduras

Varias verduras a gusto y como la estación las ofrezca (zanahorias, remolachas, patatas, nabos, coliflor, bróculi, alcachofas, col, judías verdes, guisantes tiernos, apio, puerro, espinaca, cebolla, ajo u otras verduras, se lavan, se cortan finamente y se rehogan en aceite, luego se vierte agua hirviendo encima. Se bate un huevo con un poco de harina y leche, se echa en la sopa removiéndola y se deja hervir durante unos minutos más. También se puede aderezar la sopa de otra manera: añadiéndole antes de servirla nata y yema batida.

Sopa de acelgas

Se lavan las acelgas, se pican finas y se estofan en aceite con cebollas. Se vierte agua o caldo de tomate encima y se agregan algunas patatas crudas y ralladas o arroz, dejando cocer todo junto. Se sirve con cuadraditos de pan tostado, o se adereza con nata y yema de huevo.

En lugar de acelgas, pueden emplearse espinacas o escarolas u ortigas tiernas.

Sopa primaveral

Una sopa sabrosa y muy saludable se prepara con las plantas siguientes: ortigas tiernas, salvia, diente de león, hojas tiernas de fresal y de violeta, rabanitos, mastuerzo, espinacas y perejil. Se lavan y se pican finamente todas las hojas tiernas y se estofan en aceite; se añade un poco de harina, se revuelve, agregando agua caliente, un poco de sal y se hace hervir. Antes de servirla se puede agregar nata o yema de huevo. En lugar de harina puede emplearse también copos de avena, o arroz, o sémola.

Sopa de sémola

Se va echando la sémola despacito en caldo vegetal hirviendo y revolviendo siempre. Se deja cocer la copa a fuego lento. Se añade uno o dos huevos batidos y se sirve la sopa con cuadraditos de pan tostado o cebollas doradas y perejil picado.

Sopa de fideos

Se fríen en aceite apio, puerro y cebollas cortados finamente. Se vierte el agua hirviendo y jugo de tomates y se deja hervir un rato; finalmente se agregan los fideos, dejándolos cocinar y luego se sirve añadiéndole ajo y perejil picado y un huevo batido. Los fideos pueden cocinarse también en cualquier caldo vegetal.

Sopa refrescante

Se pelan remolachas, se cortan en dos o cuatro partes y se cuecen hasta ablandarlas en agua y sal. Se sacan del agua y se cortan en tajadas finas. Al agua se agrega cáscara y jugo de limón. Luego se vierte este caldo hirviendo sobre las tajadas. Según gusto puede espesarse con fécula. Se sirve la sopa fría o caliente. Fría tiene un efecto muy refrescante en los días calurosos.

Sopa de castañas

Se quita la cáscara exterior; después se echan las castañas en agua hirviendo, dejándolas unos minutos para que se pueda quitar fácilmente la cáscara interior. Una vez limpias se cuecen en agua y sal, se pasan por un tamiz. Se fríen en aceite cebollas picadas con una cucharada de harina agregándole después las castañas desmenuzadas: se disuelve la sopa con leche o caldo vegetal, dejándola hervir un rato, y revolviéndola continuamente. Se sirve con cuadraditos de pan tostado.

Purés

Puré de guisantes

Guisantes partidos y remojados se cuecen blandos en la misma agua. Luego se pasan por un tamiz y se sazonan con bastantes cebollas y tomates estofados.

Puré de castañas

Las castañas peladas se cuecen lentamente en un poco de agua. Se escurren, se desmenuzan y se baten bien con leche caliente o nata. Se sirve con col de Bruselas o apio u otras verduras.

Puré de coliflor

Se cuece la coliflor en muy poca agua. Se escurre, se desmenuza y se bate con nata o leche. En caso necesario se espesa con un poco de fécula desleída con leche. Se pone en una fuente, se cubre con zanahorias ralladas y cebolla picada y estofadas en aceite y se coloca unos minutos al horno.

Puré de garbanzos

Los garbanzos cocidos bien blandos se pasan por el tamiz; se condimentan con ajo y cebollas picadas y fritas y un poco de sal.

Puré de lentejas

Se cuecen las lentejas remojadas, se pasan por el tamiz y se condimentan con cebollas fritas y ajo.

Del mismo modo pueden prepararse purés de otras legumbres: judías secas, fríjoles, etc.

Puré de patatas

Se pelan patatas crudas y se cuecen en poca agua y sal. Se escurren, se desmenuzan y se baten bien con leche caliente hasta que quede como una crema. Quien guste puede añadir un poco de nata y un huevo batido. Se sirve al instante con verduras o salsas.

Puré de habas

Habas cocidas se pasan por el tamiz. Se agrega un poco de sal y nata fresca. Se adereza con ajo y perejil picado.

Puré de zanahorias

Las zanahorias se limpian, se cuecen en poca agua con sal, se escurren y se desmenuzan. Se baten bien con leche caliente o crema. Se sirve con col de Bruselas u otras verduras.

Puré de calabaza

Se emplea la clase más harinosa de las calabazas. Se pela la calabaza, se corta en trozos y se cuece en muy poca agua con sal. Se escurre y se bate bien con leche caliente hasta que quede como una crema. Si se quiere, puede añadirse un poco de nata y un huevo batido. Se sirve al instante con verduras o salsas.

Potajes

Potaje familiar

400 gramos de patatas, 125 gramos de garbanzos, 200 gramos de calabacines, 200 gramos de judías verdes, 100 gramos de chirivías, 60 gramos de tomates frescos, 3 dientes de ajo para freír y 2 más para picados, 3 huevos, 100 gramos de aceite, 10 gramos de cominos y 1 cucharada grande de pimentón dulce.

Se cuecen los calabacines enteros en compañía de las judías verdes y de las patatas, cortadas en trozos regulares, procurando que cuando esté todo cocido quede muy poca agua. Aparte se habrán cocido en agua y sal los garbanzos (puestos en remojo desde la víspera) procurando que resulten también con escaso caldo. Por otro lado, se fríen en el aceite la cebolla y unos dientes de ajo, todo picado, y cuando la cebolla se vaya dorando se añade el pimentón y se aparta del fuego. Se mezclan los garbanzos cocidos con las verduras, poniendo todo en una olla y se agrega el mencionado sofrito terminando la cocción a fuego no muy fuerte. Antes de apartar el guiso se agregan los ajos picados en crudo y las claras de los huevos muy bien batidas, agitando para que se cuajen en forma de pequeños copos. En cuanto a las yemas sobrantes se mezclan con el caldo del potaje (que se escurre previamente) hasta disolverlas en él, añadiendo entonces esto al potaje y moviendo todo para mezclar bien.

Debe quedar en un punto que esté todo cocido pero nada deshecho y con poco caldo, resultando un plato exquisito y altamente nutritivo.

Potaje murciano

Rehóguese en aceite un poco de cebolla picada, añádase luego fécula desleída en un buen caldo de verduras y por último unas judías blancas previamente cocidas, unas judías verdes, tomate picado y un poco de arroz. Sazónese convenientemente y déjese hervir hasta estar a punto, agregando poco antes de terminar la cocción unas rebanadas de pan frito.

Cocido vegetariano

Se tienen los garbanzos en remojo desde la noche anterior. Al día siguiente se lavan y se ponen a cocer en agua y sal. Cuando están a media cocción se añadirán verduras del tiempo (col, judías verdes, cebolla, zanahoria, cardo, etc.) pudiendo ponerse también un cogollo de lechuga, atado para que no se deshaga. Se adiciona el aceite necesario y se deja cocer a buen fuego hasta que los garbanzos estén bien tiernos. Un poco antes de acabar de cocerse se agrega la patata (o patata y boniato) y lo último de todo una buena proporción de un sofrito hecho previamente con cebolla y tomate muy picados. Acábese de cocer todo un buen rato para que tome el gusto. En tiempo de alcachofas, deben añadirse éstas a las demás verduras, lo que mejora aún de gusto el caldo.

En este caldo pueden hacerse toda clase de sopas (de pasta, de arroz, purés, etc.) y luego se sirve el cocido, bien solo o con aditamento de una salsa que se sirve aparte.

La «pilota», que tradicionalmente forma parte del cocido típico de Cataluña, puede prepararse con sustancias sanas tomadas del reino vegetal.

Pisar garbanzos cocidos y con ellos dos o tres dientes de ajo y algunas avellanas.

Picar finamente acelgas, lechugas, cebollas, hongos previamente remojados y perejil abundante; espolvorear con canela y una pizca de pimienta y una pizquita de nuez moscada y mezclar bien con los garbanzos y demás, incorporando un par de huevos. Añadir pan rallado hasta darle la consistencia necesaria para que conserve la forma. Entonces se hace una pelota alargada que se envuelve en harina y se pone a la olla del caldo en momentos que hierva fuerte.

Es de advertir que las verduras picadas hay que extenderlas sobre una tabla y dejarlas secar un poco; los hongos han de estar muy exprimidos, y también escurridos perfectamente los garbanzos, porque si dichos ingredientes conservaran demasiado jugo, habría que añadir mucho pan rallado y entonces la pilota sería poco sabrosa.

En cuanto a las proporciones, la materia prima la constituyen las acelgas, lechugas y garbanzos, no siendo las demás sustancias otra cosa que condimentos. Queda con esto entendido que deben usarse en pequeña proporción, y las fundamentales, según la cantidad de raciones que se desee.

Se sirve con el cocido.

Cereales – Arroz – Pastas

Los cereales forman la fuente generadora de fuerza y vitalidad en la alimentación. Convienen a casi todos los enfermos y sanos. Son de fácil digestión si se preparan convenientemente. Se utilizan en forma de grano o de harinas integrales.

El más importante de los cereales es el trigo, que recomendamos tomar en forma de pan integral, papillas de trigo integral, trigo remojado durante cuarenta y ocho horas, machacado y tomado crudo. Mejor es todavía dejar el trigo en remojo hasta un principio de germinación.

Las pastas para sopa (macarrones, raviolis, espaguetis, tallarines, etc.), para ser sanas deben ser preparadas con harina integral finamente molida, que se puede adquirir en las casas que venden alimentos de régimen.

Las papillas de harina integral pueden prepararse con leche, añadiendo mantequilla o queso rallado, aceite crudo, nata, caldo vegetal, yogur, cebolla picada, tomate, zumos de frutas, miel o una yema de huevo batida.

Después del trigo integral, la avena es el cereal más útil. Conviene a los estreñidos. Refuerza los nervios. Convenientemente preparada es de fácil digestión. Pueden tomarse los granos de avena crudos, remojados y machacados; las papillas de avena, los copos de avena.

En las casas de régimen se vende arroz integral, que contiene todas las sustancias completas, pero debe ponerse a remojar durante la noche y hervir un poco más.

La cebada y el centeno son también cereales de excelentes propiedades. En cambio, el maíz, del que se hace tanto consumo en América, es un alimento pobre y de digestión algo difícil.

Plato de trigo integral

Se selecciona y lava el trigo y se deja en remojo en agua durante doce horas. Después se cuece en la misma agua del remojo hasta que los granos estén bien cocidos. Se agregan pasas de uva, almendras molidas y nata. Pueden endulzarse con miel. Es un plato sencillo y muy nutritivo.

Crema de copos de avena

Se hierve leche o mitad leche y mitad agua. Se echan los copos de avena necesarios y se cuece lentamente hasta que quede una papilla espesa. Se puede servir con nata y miel o con zumo de fruta.

Puré de copos de avena

Se rehogan los copos de avena en aceite, y se añade después la cantidad necesaria de caldo de verduras. Puede añadirse un poco de cebolla picada. Después de media hora estarán cocidos.

Crema de harina de avena

Se deslíe un poco de harina de avena con agua y se vierte en leche hirviendo (o mitad agua y mitad leche). Se deja hervir lentamente hasta obtener una crema espesa. Pueden agregarse pasas de uva si se desea. Se adereza con nata y miel.

Puré de harina de avena

Se hace un sofrito de cebolla picada y tomate; cuando esté cocido, se echa la harina de avena, si puede ser integral mejor, y se va removiendo poco a poco. Cuando el puré esté espeso, se añade caldo de cocer verduras o agua. Cuando esté en su punto se sirve.

Sopa de trigo integral

Durante la noche, dejar en remojo el trigo integral en tres tazas aproximadamente de agua. Al día siguiente, poner el trigo en un mortero con agua en que se haya remojado y machacarlo durante unos momentos. Háganse cocer una cebolla, una acelga y medio kilo de espinacas trituradas junto con el trigo durante media hora, aproximadamente en un litro de agua. Retírese la sopa del fuego y añádanse dos cucharadas de aceite de oliva.

Cebada perlada con verdura

Se hace hervir la cebada, antes remojada, y una vez semicocida se agrega apio cortado y se cuece blanda. Se sala y se adereza con tomates y cebollas fritas. En lugar de apio puede emplearse también otra verdura como zanahorias, guisantes tiernos, etc.

Arroz con tomate

Se hace un frito de cebolla, unos dientes de ajo y algunos tomates, todo picado. Se agrega el arroz y se deja dorar, revolviéndolo. Luego se echa el agua necesaria, dejándolo cocer hasta que el arroz quede seco.

Arroz a la malagueña

1 taza de arroz, 1 cebolla, 2 dientes de ajo, 1 tomate, 200 gramos de judías tiernas y 200 gramos de guisantes desgranados, aceite y sal.

Se fríen la cebolla y los ajos, se añaden las verduras (las judías cortadas a trocitos) y el tomate picado; se rehoga todo junto, se añade el arroz y dos tazas de agua caliente, se agregan los condimentos y se deja cocer por espacio de 20 minutos a fuego lento.

Arroz con coliflor

Se cuece el arroz en agua agregando un poco de aceite y sal. Cuando está semicocido se agrega la coliflor lavada y cortada en pedacitos, dejándolo cocer hasta que esté listo.

Lo mismo se puede preparar con otras verduras.

Arroz con setas

Se limpian y se lavan bien las setas frescas. Se cortan y se estofan con cebolla cortada, perejil y unos dientes de ajo picados y sal. Una vez listo el arroz cocido aparte, se revuelve y se deja un ratito más sobre fuego suave.

Arroz nutritivo

Se estofa en aceite cebolla picada, pimiento dulce, zanahoria y unos tomates cortados. El arroz cocido aparte (arroz integral) se pone en una fuente plana, luego se cubre con el sofrito mencionado en forma de capa. Es plato muy rico y nutritivo. Pueden emplearse también otras verduras a gusto para el frito.

Arroz con manzana

El arroz cocido se rehoga en aceite con manzanas cortadas hasta que las manzanas estén blandas. Se adereza con nata y miel.

De la misma manera puede prepararse este plato con cualquier otra fruta. Se puede hacer también en el horno.

Fideos sabrosos

Fideos de cualquier clase se cuecen en abundante agua hirviendo, se escurren y se bañan ligeramente en agua fría. Se colocan en una fuente plana, rociándolos con un poco de aceite. Se estofan en aceite, cebolla, unos dientes de ajo, pimiento dulce, apio, zanahoria, col u otra verdura a gusto, todo picado, se agregan dos tomates pelados y picados y un poquito de sal. Cuando está listo se ponen encima los fideos en forma de capa, adornando con aceitunas y ramitas de perejil.

Macarrones

Es preferible que sean siempre macarrones de harina integral. Se cuecen blandos en abundante agua con sal. Se escurren, se bañan en agua fría, se colocan en una fuente y se rocían con aceite. Se cubren con pan rallado y tostado en aceite o con cebollas fritas.

Macarrones con salsa

Se cuecen blandos, se dejan escurrir y se echan en una fuente, cubriéndolos con salsa de tomates o cualquier otra salsa adecuada.

Macarrones o tallarines con tomates

En una asadera aceitada se echan alternativamente una capa de macarrones cocidos o tallarines y una de salsa de tomates o repollo estofado. Finalmente se cubre todo con nata o leche y se pone al horno.

Macarrones o tallarines con verduras

De macarrones con fideos o tallarines cocidos y escurridos se echa una capa en una asadera aceitada, luego una capa de verdura bien picada y estofada (zanahorias, o coliflor, o espárragos, o col, o alcachofas, o espinacas, etc.), alternando así hasta terminar los macarrones o tallarines. Se cubre luego todo con unos huevos batidos con leche o nata, se rocía con un poco de aceite y se pone al horno.

Huevos

Ya hemos dicho que, en las enfermedades del hígado, y contra lo que antes se creía, en muchos casos pueden tomarse de tres a cinco huevos por semana. Sólo en algunos casos, por ser mal tolerados, hay que suprimirlos de momento. De la forma que mejor convienen o no perjudican a los enfermos del hígado y de las vías biliares es tomados crudos, o pasados por agua o escalfados. También se toleran en forma de tortillas, de las cuales hay una gran variedad, o revueltos. Los huevos fritos no son recomendables en absoluto para los enfermos del hígado.

Para saber si un huevo está fresco hay un procedimiento sumamente sencillo:

Se sala un litro de agua con 12 gramos de sal gruesa. Se espera a que se disuelva la sal completamente y se sumerge el huevo en este líquido.

El huevo del día cae en el fondo en posición horizontal.

El huevo de 1 o 2 días se levanta por su extremidad más ancha.

El huevo de cinco días sube a la superficie.

Y, a medida que pasa el tiempo, aflora cada vez más: un huevo de 10 o 12 días queda con la mitad fuera del agua.

Huevos pasados por agua

1. Sumergir con cuidado los huevos en agua hirviendo. Cocerlos durante 2 minutos, 3 como máximo, y sacarlos del agua.
2. Introducir los huevos en agua salada hirviendo, tapar el recipiente y apartarlo del fuego. Al cabo de 4 o 5 minutos los huevos estarán en su punto.
3. Sumergir los huevos en agua fría y después ponerlos al fuego. Cuando el agua hierve, ya están los huevos en su punto. Pero es necesario que el volumen de agua esté en proporción exacta con la cantidad de huevos.

Huevos blandos

Se sumergen con cuidado los huevos en agua salada hirviendo. Deben hervir durante 5 minutos. Luego se ponen en agua fría. Se les quita la cáscara y se sirven con verduras o con una salsa.

Huevos duros

Proceder como en los huevos pasados por agua, pero hirviéndolos durante 10 minutos. Salar abundantemente el agua para impedir que se rompan las cáscaras. Si se desea que la yema quede bien centrada en la clara, se ponen en el agua cuando ésta haya empezado a hervir y se les va dando vueltas continuamente durante unos minutos. Para quitarles la cáscara fácilmente, se ponen en agua fría después de cocidos.

Huevos duros o blandos en salsa

Los huevos duros, partidos por la mitad a lo largo, y los huevos blandos, enteros, se sirven cubiertos con diversas salsas: blanca, bechamel, de tomate, Mornay, etc.

Huevos estilo Bruselas

½ kilo de coles de Bruselas, 3 huevos duros, 50 gramos de mantequilla, 30 gramos de harina, 100 gramos de queso de gruyer rallado, ½ litro de leche, sal.

Se hierven las coles en agua salada. Se escurren y se pasan por el tamiz. Se les añade la mitad del gruyere y se ponen en una fuente de horno untada. Se trinchan los huevos duros. Se hace una bechamel espesa con la mantequilla restante, la harina y la leche. Se sazona, se añade un poco de nuez moscada rallada, se mezclan los huevos con la bechamel y se vierte sobre las coles. Se espolvorea con el gruyer y se gratina durante 10 minutos a horno fuerte.

Huevos escalfados

Utilizar huevos muy frescos. Poner en una cacerola la cantidad de agua correspondiente al número de huevos que se han de cocer (½ litro de agua y media cucharada de zumo de limón por cada huevo).

Se pone al fuego el agua con el zumo de limón. Cuando empieza a hervir, se van abriendo los huevos y se deja caer el contenido desde el mismo nivel del agua. Si es preciso, se cubren las yemas con las claras.

Hervir a fuego lento durante 3 minutos y ½. Hay que evitar la ebullición a borbotones.

Con un colador o una espumadera se sacan los huevos y se ponen en una fuente, donde se cubren con la salsa que se prefiera.

Se pueden mantener calientes hasta el momento de servirlos, poniéndolos en un recipiente que contenga agua caliente con 5 gramos de sal por litro.

Huevos escalfados con puntas de espárragos

6 huevos, 18 espárragos, 60 gramos de nata, 20 gramos de mantequilla, 10 gramos de harina.

Escalfar las huevos y mantenerlos calientes (*véase* la receta anterior). Hervir las puntas de los espárragos durante 10 minutos en agua salada y escurrir.

Poner en una cazuela la nata, la mantequilla y las puntas de los espárragos; espolvorearlo todo con harina. Dejarlo espesarse. Escurrir los huevos, ponerlos en la fuente y cubrirlos con la preparación.

Huevos espejo

Fundir 10 gramos de mantequilla en un platito redondo que resista al horno. Abrir rápidamente, pero con cuidado, 2 huevos sobre el platito y cocerlos a fuego lento durante 2 o 3 minutos. Tener unos instantes en el horno, después de echar dos o tres gotas de mantequilla derretida sobre la yema. Salar solamente la clara.

Huevos a la crema

6 huevos, 125 gramos de nata, sal.

Se pone la nata en un plato para huevos y se hace hervir a fuego lento. Al primer hervor, se añaden los huevos (sin cascara) y se dejan cocer un instante. Se pasan al horno (tibio) y se tienen en él hasta que la clara se coagula. Salpimentar.

Huevos a la provenzal

6 huevos, 2 cebollas medianas, ½ kilo de castañas, 30 gramos de gruyer rallado, 60 gramos de mantequilla, condimentos.

Tapizar una fuente de horno con las cebollas, cortadas en rodajas y sofritas durante 15 minutos con mantequilla. Formar alrededor una corona con el puré de castañas. Partir y vaciar los huevos en medio de la guarnición, espolvorear el gruyer rallado y gratinar a horno vivo. Sazonar.

Huevos Montdor

6 huevos, 150 gramos de nata, 30 gramos de mantequilla, sal.

Separar los claras de las yemas y reservar éstas enteras. Batir las claras a punto de nieve firme y echarlas en una tartera bien engrasada con la mantequilla. Cubrir con la nata y colocar encima las yemas en corona. Tener 10 minutos a horno medio.

Huevos a la florentina

6 huevos, 60 gramos de mantequilla, 75 gramos de queso de Parma rallado, 1 dl de nata, sal.

Partir los huevos y separar las yemas sin reventarlas. Batir las claras a punto de nieve y ponerlas en una fuente de horno engrasada con parte de la mantequilla. Espolvorear con la mitad del queso, echar las yemas enteras sobre las claras y espolvorear con el queso restante. Salpicar la superficie de trocitos de mantequilla. Tener la fuente en el horno (moderado) durante 6 minutos, cubrir con una ligera capa de nata, sazonar y servir.

Huevos revueltos

6 huevos, 60 gramos de mantequilla, ½ dl de leche, sal.

Se baten los huevos con la leche y la sal, sin que hagan espuma, añadiéndoles poco a poco la mantequilla dividida en pequeñas porciones. Hay que reservar para la cocción un trocito, el cual se funde en una cazuela de loza. Entonces se vierte la mezcla y se cuece a fuego lento, sin dejar de revolver, durante 12 minutos.

Se les puede añadir queso, puntas de espárragos, champiñones, trufas, salteados previamente durante 10 minutos en mantequilla.

Corona de huevos revueltos

6 huevos, 180 gramos de arroz, ½ litro de salsa de tomate, 1 vaso de leche, 50 gramos de mantequilla.

Se cuece el arroz y se preparan la salsa de tomate y los huevos revueltos como se indica en la receta anterior. Se dispone el arroz en corona, se colocan los huevos revueltos en medio y se pone la salsa de tomate alrededor de la corona de arroz. Sírvase en seguida.

Huevos a la jardinera

¼ de kilo de arroz, 6 huevos, 50 gramos de aceite de oliva, 2 dientes de ajo, 1 berenjena, 3 tomates, 2 pimientos, sal, pimienta y pimentón dulce.

Se cuece el arroz y se dispone en forma de corona en una fuente. Se saltea en aceite un picadillo de tomate, berenjenas, ajo, cebollas, pimientos y perejil, sazonado con sal y pimentón. Se pone esta mezcla en el centro de la corona de arroz y se guarnece con huevos escalfados.

Turbante de huevos

6 huevos, 1 litro de leche, ½ litro de salsa de tomate, sal.

Hervir la leche con sal. Batir los huevos como para hacer una tortilla y añadir poco a poco la leche caliente. Echar la mezcla en un molde corona engrasado con mantequilla y cocer durante ¾ de hora al baño María en el horno. Sacar del molde y poner la salsa de tomate en el centro de la corona. Servir caliente.

Tortilla a la francesa

6 huevos, 30 gramos de mantequilla, sal.

Se calienta una sartén, incluso los bordes, y se funde en ella la mantequilla. Ésta debe estar tan caliente que tenga un tono avellana. En este momento se echan los 6 huevos que se habrán empezado a batir con la sal al derretirse la mantequilla. Los huevos batidos deben estar bien ligados y formar ligeras burbujas en su contorno. Se dobla el borde de la tortilla hacia el centro con ayuda de un tenedor sujeto con la mano derecha, mientras que la izquierda mueve la sartén.

Se dobla la parte próxima al mango, acercando la tortilla hacia el borde de la sartén y se deja caer con rápido movimiento en la fuente caliente.

La tortilla debe quedar ligeramente cruda y blanda.

Tortilla a la española

3 huevos, 400 gramos de patatas, 1 cebolla, 1 ajo, poca sal y aceite.

Se hierven las patatas con la piel, luego se pelan y se cortan en cubitos, se fríen en el aceite hasta que se doren ligeramente. Luego se baten los huevos con la sal y se añaden las patatas fritas, la cebolla y el ajo picado, y se vierte todo en una sartén con aceite caliente. Se fríen para formar la tortilla. Para volver esta tortilla hay que sacarla encima de un plato llano; si no, se rompe. Puede también hacerse esta tortilla con patatas crudas, que se fríen directamente sin hervirlas previamente.

Tortilla suiza

Batidos los huevos se les añade un poco de harina y leche mezclando homogéneamente. Se cuece al horno, con mantequilla.

Tortilla de alcachofas

Trinchar la parte tierna de las alcachofas y freírla con aceite hasta que se ponga blanda. Batir los huevos, mezclarlos con leche, queso y sal, y verterlo todo sobre las alcachofas fritas. Cocer a fuego lento hasta formar la tortilla.

Tortilla de tomates

Se escaldan y mondan los tomates; se parten en rodajas y se mezclan con los huevos batidos con la sal. Se pone en la sartén con aceite caliente y se fríe la tortilla a fuego lento hasta que quede dorada por ambos lados.

Tortilla de manzanas

Se mondan las manzanas y se cortan en gajos; se les saca a cada gajo la parte fibrosa interna y se corta cada gajo en rodajitas bien iguales, y se fríen en aceite cuidando dos cosas al freír: una, que no se deshagan al menearlas; y la otra, que estén bien doradas. Si no están bien doradas esta tortilla no tiene buen gusto. Entonces se le escurre bien el aceite, se le pone el huevo batido, y se dora la tortilla.

Tortillas de verduras

Las verduras más recomendables para hacer tortillas son las espinacas, acelgas, berros y guisantes tiernos. Después de cocidas ligeramente, se hace la tortilla como en las recetas precedentes.

Pueden hacerse también tortillas múltiples, por ejemplo una de guisantes, otra de setas, otra de puntas de espárragos, etc., superponiendo unas sobre otras y sirviéndolas así por raciones individuales.

Salsas

Salsa blanca

30 gramos de mantequilla, 40 gramos de harina, ½ litro de agua.

Preparación

Poner la mitad de la mantequilla en una cazuela, para que se derrita, y añadir la harina. Desleír y dejar cocer de 2 a 3 minutos. Rociar con agua caliente, poco a poco, removiendo para evitar grumos. Rehogar durante 10 minutos e incorporar el resto de la mantequilla en trocitos. Evitar que vuelva a cocer, para que la salsa conserve el sabor a crema. Sazonar con sal.

Es difícil fijar la cantidad de líquido, pues la harina, según su calidad, absorbe más o menos agua.

Salsa a la crema

½ litro de salsa blanca, 1 yema de huevo, 90 gramos de nata.

Preparación

Añadir a la preparación 90 gramos de nata en el momento de servir. Ligarla con el huevo. No olvidar que la nata hace la salsa más líquida.

Salsa bechamel

Preparar una salsa blanca, sustituyendo el agua por leche.

Salsa bastarda

½ litro de salsa blanca, 1 limón, 40 gramos de mantequilla, 2 yemas de huevo.

Preparación
Hacer una salsa blanca. Añadir 40 gramos de mantequilla y 2 yemas de huevo batidas. Espesar al baño María. Añadir el jugo de un limón al servirla.

Salsa Mornay

⅓ de litro de salsa blanca, 100 gramos de queso de gruyer o de parmesano.

Preparación
Salsa blanca a la que se incorpora queso de gruyer o parmesano rallado. El queso espesa la salsa.

Salsa suprema

125 gramos de champiñones, 1 dl de nata. ⅓ de litro de salsa blanca.

Preparación
Se hace una salsa blanca con caldo vegetal. Se añaden los champiñones lavados, pero sin pelar y cortados a trozos. Se rehoga durante 30 minutos y se termina ligando con la nata.

Salsa Chivry

⅓ de litro de salsa bechamel, ⅓ de litro de salsa blanca, hierbas finas, 125 gramos de mantequilla.

Blanquear hojas de estragón, perifollos, cebolleta y perejil. Escurrir, picar y amasar con la mantequilla. Añadir a esta preparación una salsa blanca que no tenga mantequilla.

Salsa maestro cocinero

½ litro de salsa blanca, 1 chalote, perejil, limón.

Preparación

Se trinchan finamente los chalotes y el perejil, se salpica el plato con este picadillo y se vierte encima una salsa blanca que contenga jugo de limón.

Roux claro (base de numerosas salsas)

50 gramos de mantequilla, 60 gramos de harina, ½ litro de caldo vegetal o de agua caliente.

Preparación

Se funde la mantequilla. Cuando está caliente, a punto de humear, se añade la harina y se va removiendo hasta que toma un ligero tono tostado. Se echa poco a poco el líquido caliente sin dejar de remover. Se añade sal.

Salsa de tomate

¾ de kilo de tomates maduros, 1 zanahoria, 1 cebolla, 60 gramos de mantequilla, perejil, tomillo, laurel, 30 gramos de harina, un vaso de caldo vegetal.

Preparación

Partir los tomates en cuartos y dejarlos cocer 5 minutos sin agua. Pasarlos por el tamiz. Preparar un roux claro con 30 gramos de mantequilla y 30 gramos de harina y añadirle el puré de tomate. Alargar con el caldo. Incorporar la zanahoria en cuadraditos, cebolla, tomillo, laurel, pimienta y sal. Rehogar durante 30 minutos y en el último instante añadirle 30 gramos de mantequilla.

Salsa de tomate (con tomate en conserva)

2 botes individuales de tomate, 1 cebolla, 30 gramos de harina, 3 gramos de azúcar, 1 hoja de laurel, 2 cucharadas de aceite, sal.

Preparación

Poner el tomate en una cazuelita. Reducirlo a fuego moderado durante 10 minutos. Calentar el aceite en otra cazuela y saltear la cebolla entera. Echar en esta segunda cazuela la harina y tostarla ligeramente. Incorporar el tomate reducido, el azúcar y la hoja de laurel. Cocer lentamente durante 20 minutos. Si la salsa queda muy espesa, añadir un poco de agua hirviendo.

Salsa Richelieu

½ litro de roux claro, 125 gramos de champiñones, trufas a voluntad.

Preparación

Una vez preparado el roux claro, añadir trufas y champiñones picados. Rehogar durante 5 minutos. Agregar un poco de mantequilla en el momento de servir.

Roux oscuro

50 gramos de mantequilla, 60 gramos de harina, ramito compuesto, 60 gramos de cebollas, sal.

Dorar en la mantequilla las cebollas cortadas en cuartos. Apartarla. Cuando la mantequilla humea, verter la harina en forma de lluvia y tostarla, removiendo con una cuchara de madera. Echar poco a poco el líquido caliente sin dejar de remover. Incorporar de nuevo las cebollas, más el ramito compuesto. Sazonar con sal y cocer a fuego lento durante 20 minutos.

Salsa mahonesa

1 yema de huevo, sal, 225 gramos de aceite a una temperatura de 15° C, zumo de limón.

Preparación

Batir la yema de huevo con una cuchara de madera o batidora mecánica. Añadir el aceite poco a poco. No verter más aceite hasta que la emulsión en el recipiente sea completa. Cuando la mahonesa está perfectamente montada, añadir el zumo de limón y la sal. El huevo y el aceite deben estar a la misma temperatura. Si ha quedado demasiado espesa, la mahonesa se puede hacer más clara añadiéndole un poco de agua tibia y batiendo un poco más.

Si se quiere, puede batirse también la clara junto con la yema.

Allioli

2 yemas de huevo, 2 dl y medio de aceite de oliva, sal, el jugo de medio limón, 4 o 5 dientes de ajo, 1 patata hervida con piel.

Preparación

Pelar la patata cuando aún esté caliente. Machacar los dientes de ajo en un mortero, añadir la patata y machacarla igualmente hasta que quede como un puré. Incorporar las dos yemas y la sal, y añadir, gota a gota, el aceite de oliva, removiendo con la mano de mortero. Finalmente, se echa el zumo de limón y se remueve un poco más.

Salsa holandesa

3 yemas de huevo, 180 gramos de mantequilla, 1 cucharada sopera de agua fría, zumo de limón, sal.

Preparación
En una cazuela al baño María se ponen las yemas, el agua fría y la sal. Se remueve rápidamente para hacer una buena mezcla y se añade la mantequilla en trocitos (el baño María caliente, pero fuera del fuego). Cuando se haya echado toda la mantequilla, se vuelve a poner el baño María al fuego y se espesa la salsa, operación delicada. Añadir el zumo de limón tibio. Aderezar con sal y servir.

Salsa muselina

2 yemas de huevo, 150 gramos de mantequilla, 10 gramos de fécula, 60 gramos de nata, sal, 1 cucharadita de agua.

Preparación
Proceder como en la receta anterior, pero añadiendo antes de la mantequilla una cucharadita de fécula. Incorporar los 60 gramos de nata fresca, batida de antemano. La salsa debe batirse con el batidor antes de servirse, y hay que mantenerla caliente al baño María.

Salsa para asados vegetarianos

Cebollas cortadas, perejil y apio picado se fríen en bastante aceite; se agregan tomates pelados y cortados, hojas de laurel y se cuece a fuego lento. Se sirve con asados vegetarianos o con cualquier otro plato apropiado.

Salsa sabrosa

Zanahoria, cebolla, ajo, orégano y tomillo, todo bien picado, se fríe ligeramente en aceite; se añade una cucharada de harina, se revuelve y se vierte despacio caldo vegetal, revolviendo siempre. Se deja hervir durante 15 minutos. Puede aliñarse con un poco de nata, si se quiere.

Salsa de tomate con nata

Se rehoga en aceite abundante cebolla picada. Se agregan unos tomates maduros pelados y cortados y un pequeño pepino cortado en cubitos, estofando todo junto a fuego lento. Se sazona con hierbas aromáticas a gusto, finamente picadas. Se adereza con nata.

Salsa de vegetales

Se bate una yema de huevo con aceite, agregando zumo de limón; se mezcla con cebolla, apio, berro, ajo u otros vegetales a gusto, todo finamente picado.

Salsa verde

Hojas verdes como espinacas, ortigas, cebollín, etc.; se pican finamente y se rehogan con cebolla picada en aceite; se añade una cucharada de harina, se revuelve y se agrega agua o caldo vegetal, revolviendo siempre, dejándolo hervir un rato más.

Salsa de perejil

Se dora harina suavemente en aceite; se agrega perejil picado y se deslíe con agua caliente, dejando hervir un rato más. Se adereza con

nata. De la misma manera se pueden preparar salsas de apio, orégano, tomillo, cebollín u otras hierbas aromáticas.

Salsa de espárragos

Se limpian los espárragos, se cortan y se cuecen en agua y sal; se tuesta harina, suavemente en aceite; se vierte, revolviendo siempre el caldo de los espárragos y se hace hervir. Antes de servirlo se añaden una
o dos yemas de huevo y se condimenta con zumo de limón.

Salsa de guisantes

A los guisantes cocidos y desmenuzados se les añade revolviendo sobre fuego lento, caldo vegetal o jugo de tomates. Se alista con nata
y sal.

Salsa de champiñones

Cebolla picada se rehoga en aceite, agregando champiñones frescos,
lavados y picados; se añade agua caliente o caldo vegetal y un poco de
sal. Se espesa con harina de arroz o de trigo desleída con leche. Se
deja hervir durante media hora. Puede sazonarse con perejil picado.

Salsa de puerros

Los puerros se lavan y se cortan finamente y se rehogan en aceite con
cebolla cortada. Se añade un poco de harina, se revuelve y se vierte
agua o caldo vegetal revolviendo siempre. Se cuece a fuego lento hasta que esté listo.

Cebolla picada se rehoga en aceite, se añade una cucharada de harina, se revuelve y se vierte caldo de remolacha, revolviendo siempre; se rallan una o dos remolachas cocidas, se añaden a la salsa y se cuece hasta que espese. Se sazona con zumo de limón y nata fresca.

Platos de frutas

De todas las frutas frescas y desecadas pueden prepararse ricos platos que combinan muy bien con cereales, pastas, arroz, copos, nata, yogur, leche cuajada, etc.

Frutas y verduras no deberían comerse juntas, es decir, en la misma comida, pues produce fermentación y desórdenes gástricos. Conviene tomar en una comida frutas y lo que combina con ellas y en otras verduras.

No conviene usar para los platos de frutas condimentos como clavo de especia, canela, vainilla, pues se malogran el sabor y aroma de la fruta, además son perjudiciales. En su lugar puede emplearse corteza y zumo de limón o de naranja. Deben cocinarse en agua hasta que estén blandas, pero no deshechas. Se endulzan con miel o azúcar natural (moreno). Pueden servirse fríos o calientes.

Compota de manzanas

Las manzanas de lavan y se cortan en tajadas, luego se cuecen en agua con cáscara y tajadas de limón. Se endulza a gusto. Puede añadirse pasas de uva. Se sirve fría o caliente.

Sopa de manzanas

Se lavan las manzanas, se pelan, se cortan en pedacitos y se cuecen en agua y según gusto se agrega un poco de harina integral o sémola o copos de avena o tapioca o arroz, revolviendo y cocinando a fuego lento. Se adereza con nata y miel.

Sopa de peras

Se emplean peras jugosas que se cortan en pedazos y se cuecen en agua, agregándole corteza de limón. Se pasa por un tamiz, se vuelve a hervir y se espesa un poco con fécula o maicena desleída. Se endulza a gusto. Puede agregarse unas pasas de uva. Se sirve fría o caliente con tostadas o pastas o cereales.

Compota de melocotón

Se cortan los melocotones por la mitad después de haberlos lavado; se quita la piel y se hacen hervir en agua endulzada, agregando cortezas o rodajas de limón y pasas de uva, si se quiere. Se sirve fría o caliente. También puede espesarse con maicena desleída.

Compota de albaricoque

Se prepara como la anterior.

Compota de ciruelas

Se lavan y se cuecen en el agua necesaria con miel o azúcar moreno. Se dejan enfriar. Es preferible dejarlas reposar algunas horas antes de servirlas. En caso de que no haya frutas frescas pueden emplearse frutas secas.

Compota de cerezas

Se lavan y se cuecen en agua endulzada. Puede agregarse zumo o rodajas de limón. También puede espesarse un poco con fécula o maicena desleída, si se desea. Se deja enfriar y se sirve con tostadas.

Sopa de higos

Muy buena para activar la función intestinal. Los higos se lavan, se cortan en pedacitos y se cuecen en agua. Se pasan por un tamiz; se vuelve a hervir y se espesa con un poco de harina integral desleída o sémola o maicena. Se endulza con miel. Puede agregarse también un poco de ralladura y zumo de limón.

Compota mixta

Varias frutas (manzana, peras, ciruelas, melocotones, etc.), se lavan, se cortan y se cuecen en agua, endulzando con miel o azúcar natural. Puede agregarse un poco de corteza de limón, si se quiere. Se deja enfriar y reposar varias horas.

Sopa de uvas frescas

Las uvas se lavan y se cuecen en agua. Se pasa por un tamiz y se vuelve a hervir. Se espesa un poco con fécula o maicena, se agrega un poco de zumo de limón y se endulza a gusto. Se sirve con tostadas.

Sopa de frutas con cereales

Se cuecen en agua unas cucharadas de tapioca o arroz, unas tajadas de manzanas, unas rodajas de limón, una taza de pasas de uva y varias ciruelas. Si la sopa resulta demasiado espesa, se vierte agua caliente hasta que se obtenga el espesor deseado. Se endulza a gusto y se sirve con tostadas.

Sopa cruda de plátanos

Mézclese el zumo de una naranja con un puñadito de piñones machacados. Se deja reposar un cuarto de hora y después se añaden tres o cuatro plátanos maduros previamente machacados y batidos (con tenedor de madera), y por último una manzana cortada en rodajas finas. Se bate la mezcla un poco y se aromatiza con una pizca de anís en grano, endulzándola con un poco de miel (si se desea). Antes de servirla se añade un cuarto de litro de agua caliente y se lleva a la mesa.

Sopa cruda de fresas

Elegidas unas fresas sanas, se ponen en cantidad suficiente de miel desleída en agua, de forma que haya líquido solamente para cubrir las fresas. Se mezcla esto bien y se pasa por un tamiz, añadiendo algo más de agua si resulta espeso el conjunto. Se incorpora el zumo de dos naranjas y se prueba para añadir más miel si está poco dulce. Al servir esta sopa se añaden unas cuantas fresas enteras.

Ensalada de frutas

Córtense en forma de dados pequeños (o bien, para mayor facilidad, en rodajas) dos naranjas, tres albaricoques, dos manzanas y dos plátanos. Se colocan en una fuente y se añaden 100 gramos de cerezas y otros 900 de fresas escogidas y sanas. El conjunto se adereza con el zumo de 2 o 3 naranjas y 1 vaso de zumo de uvas. Déjese en sitio fresco una media hora antes da servir.

Ensalada de frutas y copos de avena

Melocotones, peras, ciruelas, nueces, copos de avena, nata o leche y miel. Se remojan los copos de avena por espacio de 3 horas en poca agua endulzada con miel. Cortar la fruta a trocitos después de mondarlas y de quitar los huesos y las pepitas. Poner los copos en una compotera, cubrirlos con trozos de fruta y echar encima la nata o la leche cuajada.

Frutas con yogur

La mayoría de las frutas admiten sabrosas mezclas con el yogur, constituyendo un plato agradable, nutritivo y muy saludable. Las frutas (albaricoques, manzanas, cerezas, plátanos, melocotones, peras, fresas, etc.) previamente deshuesadas y trituradas, se incorporan al yogur, añadiendo en algunos casos un poco de azúcar, o mejor miel y –a gusto– zumo de limón. Todo ello se pasa por la batidora.

Postres

El abuso de las cosas de dulce determina un ingreso intensivo en el organismo de azúcares de muy difícil transformación, causa de fatiga hepática y motivo predisponente de afecciones digestivas. Por eso no vamos a ofrecer aquí recetas de repostería y de pastelería que, en general, no convienen a los enfermos del hígado. Nos limitaremos a ofrecer algunos postres a base de frutas que son los únicos que en realidad convienen a nuestros enfermos.

Manzanas al horno

Se les quita una porción del centro, dejando un hueco que se rellenará de mantequilla, un poco de azúcar y una pizca de canela (no es imprescindible), llevándolas al horno hasta que estén a punto.

Postre de plátanos

Se mondan seis plátanos, poniéndolos en una fuente que resista el fuego. En un cazo se echan 50 gramos de mantequilla, unas raspaduras de corteza de naranja y 50 gramos de azúcar, dejándolo en el fuego. Cuando la manteca se ha derretido se añade el zumo de media naranja grande. Esto, bien revuelto, se vierte sobre los plátanos y se lleva al horno dos o tres minutos. Al servir se espolvorea con un poco de azúcar fino.

Bocadillos de dátiles

A unos dátiles se les quita el hueso y partidos en pedacitos se colocan entre dos rebanadas de pan con mantequilla.

Crema a la fresa

Se pone al fuego en un cazo grande un litro de leche desliendo en ella harina de avena, mientras se agita sin cesar. Es mejor desleír previamente la harina en un poco de zumo de naranja. Revolver bien al fuego y añadir unas fresas machacadas, batiendo el conjunto con cuchara de madera hasta resultar una crema de regular espesor.

Bocadillos tropicales

Se cortan rebanadas de pan integral; se cubren con una capa de miel y con otra de rodajas de plátano mondado y se espolvorea con coco rallado.

Fresas y plátanos con nata

Se lavan y se escurren bien las fresas (o fresones); se sazona con azúcar y zumo de limón. Se monda el plátano y se reduce a crema machacándolo con un tenedor; se mezcla con las fresas y se cubre con nata. Se sirve en seguida.

Ensalada de ciruelas con almendras

Se quitan los huesos de las ciruelas, se cortan a trocitos y se pican ligeramente en el mortero. Se pican las almendras y se mezclan con miel y zumo de naranja. Se añaden las ciruelas y una pizca de canela, se mezclan bien, se deja reposar dos horas y media y se sirve. También pueden ponerse las almendras enteras o cortadas en pedazos.

Copa tropical

Machacar la pulpa de medio melón y mezclarla con un poco de zumo de limón, coco rallado y azúcar o miel. Se reparte en diversas capas, se cubre con nata y se pone encima dátiles deshuesados.

Plátanos chantilly

Se ponen los plátanos, mondados y cortados en rodajas, a remojar en zumo de naranja. A los cinco minutos se adornan con nata y se sirve.

Crema de almendras y plátanos

Mondar las almendras y machacarlas en el mortero; machacar los plátanos, colocarlos y mezclarlos con las almendras, nata y azúcar.

Crema de fresones

Se machacan los fresones, se endulzan con azúcar, se mezclan con nata y se sirve en seguida. Puede adornarse con rodajas de naranja.

Flan de manzana

Se cortan tres manzanas en rodajas finas; se ponen al fuego con dos cucharadas de azúcar y se mueven sin cesar con una cuchara de palo. Se dejan enfriar y se mezclan con dos huevos batidos y ocho bizcochos tostados y desmenuzados. Se echa el conjunto en un molde untado con azúcar quemado y se cuece al baño María por espacio de tres cuartos de hora. Puede adornarse con nata.

Bebidas sanas

Una regla fundamental para la salud es la que dice: «¡Bebe solamente cuando tengas sed!». Pero nunca se debería beber y comer simultáneamente, porque de esta manera el líquido del estómago pierde buena parte de su acción digestiva o la comida entra demasiado deprisa en los intestinos y produce fermentaciones.

Deberíamos comer solamente dos o tres veces al día, pero el beber no tiene número ni horas fijas, solamente con la única salvedad de que entre la comida y el beber debe mediar un intervalo.

Ya hemos visto en otra parte que deben proscribirse en absoluto, para todos los enfermos del hígado y de las vías biliares, las bebidas alcohólicas, por mínima que sea la cantidad de alcohol que contengan. Deben abstenerse también de tomar café, té, cacao, chocolate, mate, todos ellos muy nocivos. También deben evitarse las bebidas a base de cola, mal llamadas refrescantes, cuando en realidad son excitantes por su contenido en drogas. Es incomprensible la impasibilidad de las autoridades sanitarias ante el derroche de propaganda de estas bebidas que tan difundidas están entre la juventud y sobre todo entre los niños. Las bebidas a base de cola no emborrachan como el alcohol, es cierto, pero actúan sobre el sistema nervioso vegetativo y, a la larga, ocasionan serias y a veces irreversibles perturbaciones.

Se recomienda también evitar las bebidas refrescantes (limonadas, naranjadas, tónicas, etc.) embotelladas industrialmente, preparadas generalmente a base de extractos, colorantes y edulcorantes químicos.

Las mejores bebidas son el *agua natural,* en primer lugar; el *agua mineral* (sin gas) y todas las preparadas a base de zumo de frutas y de hortalizas, así como las tisanas de plantas medicinales.

Los zumos de frutas son indispensables para normalizar la acción del organismo. Además, son fuente de vitaminas que vigorizan sensiblemente. Además, los zumos frescos de frutas limpian los tejidos, eliminan las sustancias extrañas del organismo y evitan muchos trastornos y enfermedades.

De casi todas las frutas se pueden preparar jugos exprimiéndolas. Es recomendable preparar los zumos momentos antes de consumirlos, porque de este modo no pierden el buen sabor.

Zumo de manzanas mixto

Se mezclan 120 gramos de zumo fresco de manzanas, 80 gramos de zumo fresco de naranja, 10 gramos de zumo de limón, 25 gramos de nata y miel a gusto.

Zumo de fresones mixto

Se mezclan 120 gramos de zumo fresco de fresones, 80 gramos de zumo fresco de cerezas, 10 gramos de zumo de limón y 25 gramos de nata y miel a gusto.

Otros zumos mixtos

Del mismo modo se pueden hacer mezclas de zumo de melocotón con zumo de frambuesas; zumo fresco de uvas con zumo de manzanas o peras; zumo de naranjas con zumo de piña o de pomelo, etc. En todos ellos se añaden 10 gramos de zumo de limón, 25 gramos de nata y miel a gusto.

Batido de plátanos

Los plátanos se cortan a trozos y se licúan con leche y miel a gusto.

Horchata de almendras

Se escaldan las almendras en agua hirviendo, se pelan. Se machacan bien en un mortero o se muelen; se agrega, revolviendo siempre, agua; se filtran con un lienzo fino que se estruja fuertemente. Según gusto puede agregarse una cucharada de nata fresca.

Agua de cebada

Se cuece la cebada hasta que se entreabran los granos, añadiendo unas raspaduras de corteza de limón. Se cuela y se sirve fría. La proporción de cebada es de un ¼ de kilo por litro de agua.

Limonada

Jugo de limón, se endulza con miel y se rebaja con agua fresca al gusto. De la misma manera se puede preparar zumo de naranjas, de pomelo, de limas, etc.

Zumo de uva

Las uvas se lavan bien, se desgranan y se exprime el jugo. Es una bebida sana y deliciosa, refrescante y fortificante; rica en sales minerales y vitaminas. Es depurativo, descongestionante y un verdadero medicamento natural en todas las enfermedades, y en las del hígado, en particular.

LAS PLANTAS AMIGAS DEL HÍGADO

Cada día va en aumento el número de personas que se quejan del mal funcionamiento de su hígado y han de preocuparse por tanto mucho más de lo que lo hacían antaño de equilibrar su alimentación.

Es posible que la introducción de productos químicos en nuestra alimentación como en la de los animales y de los vegetales que comemos tenga algo que ver con ello.

Mientras que nuestros antepasados hacían a veces orgías de cochinillo asado y engullían grasientas comidas sin resultar incomodados al parecer, son muchos los que hoy día no soportan más que unas finas lonjas de jamón de York y unos huevos pasados por agua, y a quienes la menor transgresión de su régimen les causa hinchazones, mareos, náuseas y otros trastornos.

No existe tal vez medicación que pueda hacer los hígados y las vesículas biliares capaces de soportar todos los alimentos modernos, pero hay plantas que pueden disipar las molestias corrientes de los hepáticos.

Son muchas las plantas que, en grados diversos, actúan contra las afecciones hepáticas y biliares. Vamos a examinar las principales, para, a continuación, ofrecer algunas recetas específicas para cada una de las enfermedades del hígado y de las vías biliares.

Arraclán, chopera o aliso negro

Arbusto que puede alcanzar de 2 a 3 metros de altura, de corteza pardo-negra (manchada de blanco) y cuyas hojas recuerdan las del aliso.

El arraclán crece en los lugares sombríos y húmedos: bosques, espesuras, setos y bordes de riachuelos.

Lleva en las axilas de las hojas algunas pequeñas flores blanco-verdosas que dan bayas gruesas como guisantes, verdes primero, luego rojas y finalmente negras.

La madera de arraclán es utilizada para la fabricación de tubos de pipas; se hace también de ella un carbón especial.

Para el uso medicinal, sólo se emplea la corteza, siempre en estado seco, sea calentándola una hora a 100° C, sea conservándola durante un año al abrigo de la humedad.

El principio activo de esta corteza se llama frangulina, *estimula la secreción biliar* y, en dosis moderada, posee un poder laxante suave.

Se prepara un laxante poniendo 2 gramos de corteza seca en una taza de agua hirviente y dejándola en infusión algunos minutos. Se aromatiza con una rodaja de naranja y se bebe templada y ligeramente endulzada antes de acostarse.

Se obtiene un purgante doblando la dosis de la corteza.

Centaura menor

La centaura menor, denominada también hierba de la liebre, aciano, escobillo, blauet, etc., crece en los bosques, prados y terrenos secos. Se emplean las flores desecadas, con las que se confeccionan tisanas destinadas a regularizar las funciones digestivas.

Centaura mayor

Pariente de la centaura menor, la centaura mayor tiene el mismo porte, pero su flor es púrpura y sus lugares de predilección son los prados y los bordes de los caminos. Es una planta vivaz de 10 a 70 centímetros de altura que florece cada año de junio a octubre.

Para el empleo medicinal de esta planta sólo se utiliza la raíz, que tiene propiedades tónicas y sudoríficas. Para las afecciones del hígado, se beben de 2 a 3 tazas al día de una infusión de 30 a 40 gramos de raíz seca por litro de agua.

Menta

Bella planta de hojas de color verde oscuro y espigas de flores violáceas o rojizas, que desprende toda ella un olor característico poderoso y fresco, la menta es una de las más populares plantas medicinales.

De todas las variedades de mentas, que pasan de una veintena, la más utilizada es la menta piperita, y no solamente con fines medicinales, sino que de ellas se hacen caramelos, bebidas y condimentos de cocina.

Las otras mentas crecen en estado salvaje, generalmente en lugares húmedos. La menta piperita es cultivada en los campos y en muchos huertos y jardines.

Sus principios activos son el mentol y el tanino. Es antiséptica, antiinflamatoria y calmante; estimula la secreción de los jugos digestivos, particularmente de la bilis.

Se utiliza la hoja seca, las más de las veces en infusión (de 4 a 5 hojas por taza) contra todos los trastornos digestivos, los cólicos hepáticos y nefríticos, las reglas dolorosas y el insomnio.

La menta entra a menudo en la composición de mezclas de plantas, no solamente por sus cualidades medicinales, sino a causa de su aroma que disimula el sabor poco agradable de otros componentes.

Saponaria

Es en los lugares frescos, orillas de las zanjas y de cursos de agua, donde se encuentra generalmente la saponaria, planta de aproximadamente

60 cm de alto que lleva en su cima un ramito de flores de cinco pétalos rosa pálido.

Su nombre viene de su propiedad de hacer espuma como el jabón, cuando se la frota al contacto del agua, gracias a un principio activo denominado saponina.

La saponaria era por otra parte utilizada, no hace mucho tiempo, para el lavado de los tejidos de color y para la limpieza de los cabellos.

Todas las partes de la planta, secadas, sirven para preparaciones medicinales.

Se hace una decocción de la raíz cortada menuda: 5 gramos por taza de agua fría que se hace hervir 5 minutos y que se utiliza de inmediato, sin dejar macerar, lo que sería peligroso.

Esta decocción, de la que se toma una taza antes de las comidas, es aperitiva, tónica de los órganos digestivos y depurativa.

Se hace también una infusión de hojas o de sumidades floridas (según la misma dosis) de la que se beben 2 tazas acabadas de preparar por día.

Esta infusión es igualmente depurativa y su acción se manifiesta en las afecciones del hígado (ictericia), los reumatismos y las enfermedades de la piel. También puede servir de gargarismo para tratar las anginas.

Salvia

La salvia oficinal crece espontáneamente en los lugares incultos y rocosos. También se la encuentra cultivada en muchos jardines. Pero no hay que confundirla con las variedades puramente ornamentales.

Lleva dispuestos a lo largo de su tallo grupos de flores, generalmente violetas, que tienen la forma característica de las labiadas. Su olor alcanforado es agradable.

Los usos de la salvia son diversos. Se la consume como té en Oriente. Los fabricantes de dentífricos incorporan su esencia a sus productos. Se la utiliza en baños bucales y gargarismos, pues tiene propiedades antiinflamatorias. Por la misma razón, se la emplea en compresas, en baños o en maceraciones en alcohol de 90° para activar la curación de las heridas. Los asmáticos fuman sus hojas secas. Su infusión permite combatir los sudores nocturnos de los tuberculosos y de los convalecientes.

La salvia es sobre todo apreciada por sus cualidades digestivas. Es la razón por la cual se la incorpora a ciertas preparaciones culinarias.

También se hace con ella una infusión de 5 a 6 hojas por taza de agua hirviente que se toma después de las comidas y que facilita grandemente la digestión debido a sus propiedades estomáticas, a su acción sobre la secreción biliar y a su efecto estimulante general.

Diente de león

Todo el mundo conoce esta planta, sus hojas en forma de «dientes de león», sus flores amarillo oro y sus granos paracaidistas que se esparcen al viento.

Todo el mundo conoce también la deliciosa ensalada de diente de león, que también se denomina amargón, diente de fraile, taraxacón, con aceite y vinagre.

Se hacen muchas otras cosas con esta planta: se transforman sus raíces en sucedáneo de café, la leche que contiene hace a veces desaparecer las verrugas, con toda la planta se hacen tisanas digestivas y depurativas, que son tónicas, fundentes y aperitivas, en las enfermedades del hígado y de la piel y en las obstrucciones intestinales.

Finalmente, una loción obtenida haciendo hervir durante 30 minutos un puñado de flores en un litro de agua y que se pasa a través de un lienzo fino permite, si se humedece con ella mañana y tarde durante varios días, atenuar mucho las pecas.

El jugo blanco también, a condición de mezclarlo con leche verdadera, puede ser utilizado para los cuidados del rostro, del cual elimina las impurezas. Se opera friccionando suavemente.

Boldo

Es un arbusto que crece en Chile. Sus hojas contienen dos principios activos, la boldina y la boldoglucina, que son estimulantes y tónicos del hígado.

La tisana de boldo es bien conocida en todas partes por los enfermos del hígado. Se la obtiene poniendo en infusión 10 gramos de hojas por litro de agua y se toma 1 taza después de las principales comidas.

Se puede utilizar el boldo de otras maneras, aparte de la tisana. Veamos algunas preparaciones:

- Se obtiene una tintura haciéndola macerar, durante 10 días, 100 gramos de hojas reducidas a polvo en ½ litro de alcohol de 80°, agitando de vez en cuando, y luego filtrando. Se toman de 1 a 2 gramos de esta tintura al día.
- Se prepara un elixir haciendo macerar, durante 8 días, 30 gramos de hojas en 120 gramos de alcohol de 60° y ½ litro de vino de madera, y agregando luego 300 gramos de azúcar. Se filtra 3 o 4 días después y se toma diariamente 1 copita de las de licor.
- Se hace, más simplemente, un vino de boldo haciendo macerar, durante 10 días, 30 gramos de hojas en 1 litro de vino de madera y filtrando. Se toma 1 copita de licor cada día.

Achicoria silvestre

De aspecto magro, pero adornada de flores de un bonito azul, la achicoria silvestre se encuentra en los bordes de los caminos y en los campos incultos.

Todas sus partes contienen un jugo amargo que le da propiedades aperitivas, digestivas, depurativas, tónicas y hepáticas.

Sus hojas pueden ser consumidas en ensalada, pero se utilizan mejor en tisana.

Con su gruesa y larga raíz se hace igualmente tisana, pero se hace también, tostándola, un sucedáneo de café particularmente recomendado a los enfermos del hígado, pues es un regulador biliar eficaz.

Este sucedáneo se emplea solo, en infusión de 50 gramos por litro de agua, o bien mezclado con café verdadero.

La tisana de hojas es una infusión de 10 gramos por litro de agua, de la cual se toma 1 taza antes o después de las principales comidas.

Grama

La grama es la más obstinada de las hierbas; es expulsada de todas partes, pero ella reaparece siempre. Los herbicidas podrían sin duda exterminarla, pero habría que rociar los sitios más insólitos, como los adoquinados en las ciudades o las piedras de los monumentos.

Por otra parte, la destrucción total de la grama no es deseable, pues a veces es útil. Los perros le hincan el diente cuando tienen necesidad de un vomitivo, y nosotros mismos podemos hacer con ella una infusión diurética, suavizante y refrescante que conviene en diversos casos:

- Inflamación de las vías respiratorias (catarros).
- Inflamación de los riñones y de la vejiga (cistitis).
- Inflamación del intestino.
- Fiebres inflamatorias.
- Obstrucciones del hígado y cálculos biliares.

Si esta tisana no cura, aporta sin embargo un real alivio.

Se la prepara haciendo hervir en 1 litro de agua 20 gramos de raíces de grama aplastadas, a las cuales se puede agregar la misma cantidad de raíces de regaliz para suavizar el amargor. Si no, se puede poner en la tisana jarabe de goma, una rodaja de limón o miel.

Se bebe a sorbos a lo largo del día.

Madreselva

Se adivina a menudo la presencia de la madreselva por su perfume suave antes de descubrirla, trepando en los setos o bien sobre las rocas.

Sus olorosas flores blancas o rojizas tienen un porte original. Cada una de ellas es en realidad, un grupo de flores muy alargadas dispuestas aproximadamente en radios.

Con bastante frecuencia, se cultiva la madreselva en los parques y jardines como planta ornamental, por sus flores y por sus bayas rojas, pero se la utiliza también a veces como planta medicinal.

Se dice que encierra una sustancia antibiótica contra el colibacilo y el estafilococo.

Se utiliza la infusión de hojas (10 gramos por litro de agua), como gargarismo astringente y para ayudar a la eliminación de los cálculos del riñón.

La infusión de las flores, en las mismas proporciones, combate resfriados y crisis de asma.

La infusión de corteza es empleada en las afecciones del hígado.

Campanilla

La campanilla de los setos es una planta bien conocida. Es muy bonita con sus flores blancas, que tienen la forma de viejos altavoces de fonógrafos, pero se le reprocha ahogar los arbustos alrededor de los cuales se enrolla trepando.

Los jardineros la destruyen como perjudicial, pero con sus hojas se puede hacer una infusión (10 gramos por taza de agua hirviente) que es laxante y favorece la producción de bilis.

Se recomienda no machacar los tallos de campanilla, pues contienen un jugo violentamente purgante.

Escolopendra

La escolopendra o lengua de ciervo es un helecho cuyas hojas tienen la particularidad de no ser recortadas. Tienen la forma de tiras o de lenguas alargadas que serían verdes.

Estas hojas llevan en el reverso, a lo largo del nervio central, grupos de pequeños granos pardos, llamados esporangios, que contienen las esporas (semillas) de la planta.

La escolopendra crece en matas en los bosques húmedos, al borde de los riachuelos sombreados, en las grutas y en el interior de los viejos pozos.

Se hace una infusión de 20 gramos de hojas por litro de agua de la cual se bebe, entre las comidas, 3 tazas al día en los casos de afección del hígado.

Es igualmente eficaz en las afecciones intestinales (diarrea), renales y bronquitis (tos).

Se emplea también en loción contra las enfermedades de la piel.

Fumaria

Es tónica y depurativa y se usa para combatir la ictericia y las enfermedades de la piel.

Recetario de plantas medicinales

Insuficiencia hepática

En la insuficiencia hepática las plantas curativas tienen magnífica aplicación y proporcionan siempre excelentes resultados. Se aconsejan las siguientes recetas:

I. Hojas de boldo, condurango, trébol de agua, bardana y cálamo aromático. 5 gramos de cada una para ½ litro de agua. Se prepara en infusión. 3 tazas al día, 1 antes de cada comida.
II. Partes iguales de fumaria, genciana, colombo y centaura. 10 gramos de la mezcla para 1 taza de tisana. 3 tazas al día, una antes de cada comida.

Congestión del hígado

Se recomiendan las siguientes plantas: diente de león, achicoria, menta, hiedra terrestre, ruibarbo, raíz de genciana.

Cirrosis hepática

Para el tratamiento de la cirrosis, se prepara una mezcla de las siguientes plantas: 20 gramos de abedul y 10 gramos de cada de menta, levístico, boldo, cardo bendito y condurango. 1 cucharada sopera de la mezcla por taza, preparada en infusión. 1 taza después de cada comida.

Ictericia

Las plantas medicinales útiles en las ictericias son: boldo, cardo bendito, genciana, frángula, ruibarbo, diente de león, linaria, centaura, tormentila, trébol de agua, hiedra terrestre, raíz de potentila, etc.

Una buena receta para las ictericias es la siguiente: partes iguales de vara de oro, correhuela, ajenjo, brezo, menta y agracejo. 1 cucharada sopera de la mezcla por cada taza de infusión. 3 o 4 tazas al día.

Cálculos biliares

Las plantas medicinales tienen gran efectividad como disolventes de los cálculos. La planta por excelencia es, en este caso, el diente de león, que ocupa un lugar de elección, especialmente tomándolo en forma de ensalada o de jugo fresco. Son también muy útiles los berros, especialmente su jugo; fumaria, raíz de agracejo, arenaria, raíz de levístico, marrubio, etc. También se puede incluir la menta, la cual, si bien no tiene propiedades disolventes de los cálculos, hace la bilis más liquida, ayudando a que no se formen más piedras.

La anterior relación de plantas no es, ni muchísimo menos, exhaustiva. La planta de más humilde apariencia contiene gran número de principios curativos, que pueden actuar contra el mal de piedra por múltiples mecanismos, de los cuales citaremos algunos: acción contra la inflamación que obstaculiza la salida de los cálculos; estimulación de la producción de bilis, haciéndola más líquida; disminución de los estrechamientos pasajeros (espasmos) del conducto de la bilis; eliminación de la capa de moco que recubre los cálculos, y que impide que éstos se disuelvan; normalización de la bilis, que disuelve los cálculos. De esta última acción se desprende que las plantas medicinales no disuelven los cálculos directamente, sino que mejoran la calidad de la bilis y ésta disuelve las piedras.

Veamos tres recetas de plantas a emplear en todos los casos de cálculos biliares:

I. Partes iguales de boldo, menta, cardo bendito y vara de oro. 1 cucharada sopera de la mezcla para 1 taza de tisana. 1 taza cada 4 horas. Esta receta es para casos avanzados.
II. Partes iguales de bardana, polipodio, sen y arenaria. 1 cucharada sopera por 1 taza de tisana; 2 al día, antes de las comidas. Para casos ligeros.
III. Partes iguales de abedul, agracejo, boldo, cola de caballo y levístico. 1 cucharada sopera por 1 taza; 5 al día, separadas de las comidas. Para casos medianos.

Recetas para diversas enfermedades del hígado

Los enfermos del hígado, en general, necesitan un sueño reparador. En caso de *insomnio,* frecuente en las etapas avanzadas, tómese la siguiente infusión: 2 partes de cada de manzanilla, hojas de boldo y tila, y 1 parte de cada de lúpulo y valeriana. Se prepara en infusión, a razón de 1 cucharada sopera de la mezcla por 1 taza de tisana. 1 taza al ir a acostarse.

Cuando la dolencia del hígado se debe a *trastornos nerviosos, emociones, inquietudes* y *pasiones agitadas,* se tomará 1 cucharada después de cada comida, de la siguiente tisana:

Partes iguales de corazoncillo, melisa, menta, anís, diente de león y manzanilla. 1 cucharada de la mezcla por 1 taza de tisana. Se prepara en infusión.

Para el *hígado intoxicado,* es decir, degenerado por la acción de los venenos, se tomará después de comer, cada vez, 1 taza de la tisana siguiente:

Partes iguales de melisa, boldo, condurango y menta. 1 cucharada sopera de la mezcla por 1 taza.

Para la misma dolencia, se tomarán 3 tazas al día, lejos de las comidas, de la siguiente tisana:

Partes iguales de ajenjo, vara de oro, hojas de polipodio, correhuela y brezo. 10 gramos de la mezcla por 1 taza de tisana.

Contra el *hígado graso:*

Partes iguales de agracejo, abedul, menta, cola de caballo y levístico. 1 cuchara sopera por 1 taza; 3 diarias.

Contra *hígado con degeneración grasa:*

Partes iguales de agrimonia, boldo, cardo bendito, polipodio, condurango, centaura y trébol de agua. 1 cucharada sopera por 1 taza; 4 o 5 al día, distanciadas de las comidas.

Para el *hígado fatigado* por trabajo excesivo:

Partes iguales de romero, condurango, menta, bardana y linaria. 1 cucharada sopera por 1 taza; de 2 a 4 tazas diarias: 1 en ayunas y las demás después de cada comida.

Para el *hígado grande por sobreesfuerzo:*

4 partes en peso de bardana, 3 partes de corazoncillo, 3 partes de cálamo aromático y 2 partes de trébol de agua. 1 cucharada sopera de la mezcla por cada taza de infusión; 3 o 4 tazas al día.

Para el *hígado grande y duro:*

4 partes de menta, 3 de condurango, 3 de levístico, 2 de boldo y 2 de trébol de agua. 1 cucharada sopera de la mezcla por 1 taza de tisana. 3 tazas al día: 1 después de cada comida.

Para el *hígado de los enfermos del corazón*:

Partes iguales de centaura, abedul, lirio de los valles, boldo, levístico y adonis vernalis. 1 cucharada sopera de la mezcla para 1 taza de tisana; 4 tazas diarias.

Para el *hígado de los enfermos de artritismo:*

Partes iguales de cardo bendito, salvia, hojas de acedera, menta, levístico, cola de caballo, agracejo y coclearia. 1 cucharada sopera de la mezcla para 1 taza de tisana. 4 tazas al día; siempre cuando el estómago está vacío.

ÍNDICE

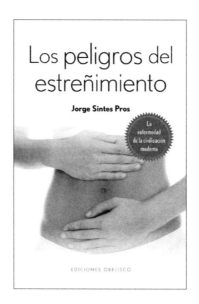

Los peligros del estreñimiento

Jorge Sintes Pros

La enfermedad de la civilización moderna

EDICIONES OBELISCO

El estreñimiento es una fuente constante de intoxicación orgánica y su efecto prolongado puede originar muchos trastornos en la salud: sensación de malestar general; cefaleas; neuralgias; falta de apetito; erupciones en la piel (a veces de tipo urticariforme); problemas digestivos, circulatorios y otros, así como enfermedades tan graves como el cáncer. Todos estos fenómenos patológicos se deben a un proceso de *autointoxicación intestinal* debido al paso a la sangre de productos tóxicos putrefactivos y a la retención prolongada de las heces en el intestino grueso.

En esta obra, Jorge Sintes Pros detalla todos los tipos de estreñimiento así como sus consecuencias, nos propone diversos métodos y terapias para combatir esta perjudicial afección y también un buen número de recetas culinarias para ayudar a vencerla.